U0235436

儿童心肌炎 180问

主　编　杜军保　金红芳　何　兵
副主编　孙景辉　朱　华　黄娅茜　孙　燕

编　者（以姓氏笔画为序）

于宪一（中国医科大学附属盛京医院）　　何　兵（武汉大学人民医院）

万俊华（武汉大学人民医院）　　　　　　何学华（湖南省人民医院）

王　成（中南大学湘雅二医院）　　　　　邹润梅（中南大学湘雅二医院）

王晓宁（河北医科大学第二医院）　　　　张　曦（河南省开封市儿童医院）

王娟莉（西安市儿童医院）　　　　　　　张明霞（武汉大学人民医院）

王瑜丽（北京大学第一医院）　　　　　　武育蓉（上海交通大学医学院附属新华医院）

朱　华（内蒙古自治区人民医院）　　　　金红芳（北京大学第一医院）

庄建新（山东省立医院）　　　　　　　　周　彬（江苏省徐州市中心医院）

刘　平（北京大学第一医院）　　　　　　庞玉生（广西医科大学第一附属医院）

孙　燕（北京大学第一医院）　　　　　　徐文瑞（北京大学第一医院）

孙景辉（吉林大学第一医院）　　　　　　黄娅茜（北京大学第一医院）

杜军保（北京大学第一医院）　　　　　　庹　虎（武汉大学人民医院）

李　艳（郑州大学第三附属医院）　　　　熊　梅（安徽省立医院）

杨世伟（南京儿童医院）　　　　　　　　熊振宇（河南省开封市儿童医院）

肖燕燕（首都医科大学附属北京安贞医院）　潘思林（山东省青岛市妇女儿童医院）

人民卫生出版社

图书在版编目（CIP）数据

儿童心肌炎 180 问 / 杜军保，金红芳，何兵主编 . —北京：
人民卫生出版社，2018

ISBN 978-7-117-26970-4

Ⅰ . ①儿… Ⅱ . ①杜…②金…③何… Ⅲ . ①小儿疾病 –
心肌炎 – 诊疗 – 问题解答 Ⅳ . ①R725.4–44

中国版本图书馆 CIP 数据核字（2018）第 133327 号

人卫智网	**www.ipmph.com**	医学教育、学术、考试、健康，购书智慧智能综合服务平台
人卫官网	**www.pmph.com**	人卫官方资讯发布平台

儿童心肌炎 180 问

主　　编: 杜军保　金红芳　何　兵
出版发行: 人民卫生出版社（中继线 010-59780011）
地　　址: 北京市朝阳区潘家园南里 19 号
邮　　编: 100021
E - mail: pmph @ pmph.com
购书热线: 010-59787592　010-59787584　010-65264830
印　　刷: 北京画中画印刷有限公司
经　　销: 新华书店
开　　本: 710×1000　1/16　印张: 8.5
字　　数: 118 千字
版　　次: 2018 年 8 月第 1 版　2018 年 8 月第 1 版第 1 次印刷
标准书号: ISBN 978-7-117-26970-4
定　　价: 28.00 元

打击盗版举报电话: 010-59787491　E-mail: WQ @ pmph.com
（凡属印装质量问题请与本社市场营销中心联系退换）

　　儿童心肌炎是指由各种不同的原因引发的心肌局限性或弥漫性炎症,其症状表现多样,轻重不一,重者可因急性心力衰竭和心律失常死亡,轻者症状不明显,至慢性期可形成扩张型心肌病。儿童罹患心肌炎后,有些家长及患儿因为不了解该病,而产生沉重的精神负担;也有些家长因为不了解重症心肌炎及暴发性心肌炎的临床特点,轻视了心肌炎的危害,使患者延误诊治。除此之外,在临床上还存在一些与心肌炎非常相似的概念,使得患儿及家长容易混淆,部分医护人员也容易将其混淆。因此,很有必要编写一本科普与专业相结合的读物,指导患儿及家长正确认识该病,建立合理的就医规范及生活秩序,并为儿科临床医生提供诊治该病的参考依据。

　　因此,我们邀请国内多位小儿心血管领域专家、教授参与前期策划并撰写了《儿童心肌炎180问》。各位编者结合自身在小儿心肌炎临床诊治中的经验及国内外相关研究进展,针对临床工作中遇到的心肌炎患儿及家长最关心的问题进行解答。本书从小儿心肌炎的定义、流行病学、病因学、病理生理学、临床表现、实验室检查、诊断与鉴别诊断、药物治疗、医院护理、预防、预后及家庭护理等方面,以严谨而通俗的文字进行表述,采用提问与解答相结合的形式,详述心肌炎的定义、流行病学特征、病因学特点、病理生理学改变、临床表现形式、实验室检查及分析、诊断方法、治疗方法、预防方法以及护理注意事项,同时也对生活安排等进行详细解答。本书内容既通俗易懂又具有较强的专业性,是国内一部面向患儿、家长及医护人员的重要科普读物。

　　本书的组织与撰写工作在中国医师协会心血管医师分会儿童心

血管专委会、中华医学会儿科学分会心血管学组及全国小儿心肌炎协作组、北京医学会儿科学分会心血管学组的指导下完成，在此一并表示感谢。

　　由于时间仓促，加之作者水平有限，书中难免有不确切或不全面的地方，敬请广大读者批评指正。

杜军保　金红芳　何　兵

2018 年 5 月

目　录

一、儿童心肌炎的定义

二、流 行 病 学

三、儿童心肌炎的病因

四、病　理　生　理

五、儿童心肌炎的临床表现

六、儿童心肌炎的化验与检查

七、心肌炎的诊断

八、儿童心肌炎的鉴别诊断

九、儿童心肌炎的治疗

十、儿童心肌炎的预防

十一、儿童心肌炎的预后

十二、心肌炎的护理问题

?

一、儿童心肌炎的定义

1. 心肌炎是一种什么病？

心肌炎是指由于病毒、细菌、原虫等病原体或其毒素引起的心肌细胞坏死或变性，也见于结缔组织病变及变态反应性病变引起的心肌细胞的坏死或变性。引起心肌炎最常见的病原为病毒，所以病毒性心肌炎最为常见。心肌炎是主要发生于心肌的炎症性病变，但病理变化并不局限于心肌，心内膜及心包亦可累及，形成心内膜炎、心包炎。

（何兵）

2. 心肌炎是先天性心脏病吗？

心肌炎是一种获得性心脏病，不属于先天性心脏病的范畴。获得性心脏病，俗称后天性心脏病，与先天性心脏病相对应，也就是说出生以后，由于某种原因而导致的心脏病，包括心肌炎、风湿热、心肌病等，都称为获得性心脏病。先天性心脏病是指在胚胎发育时期由于心脏及大血管的形成障碍或发育异常而引起的解剖结构异常，或出生后应自动关闭的通道未能闭合（在胎儿属正常）的情形。根据血流动力学结合病理生理变化，先天性心脏病可分为无发绀型、潜伏发绀型及发绀型，也可根据有无分流分为三型：无分流型（如肺动脉狭窄、主动脉缩窄）、左至右分流型（如房间隔缺损、室间隔缺损、动脉导管未闭）和右至左分流型（如法洛四联症、大血管错位）。

（何学华）

3. 什么是心肌损害？

任何引起心脏疾病的因素都可引起心肌损害。引起心肌损害的常见原因：①病毒感染：目前已发现 30 多种病毒可引起心肌损害，最常见的是柯萨奇病毒、埃可病毒及冠状病毒，其次是流感病毒、鼻病毒、腮腺炎病毒、水痘病毒、轮状病毒及疱疹病毒等；②细菌感染：细菌感染人体后在血液中生长繁殖释放毒素引起心肌损害，如金黄色葡萄球菌、大肠杆菌等；③中毒：农药中毒、药物中毒、蛇毒、蜂毒及毒蕈碱中毒（蘑菇中毒）等；④各种结缔组织疾病；⑤外伤。天门冬氨酸氨基转移酶（AST）、肌红蛋白（Mb）、乳酸脱氢酶（LDH）、肌酸激酶同工酶（CK-MB）及肌钙蛋白（cTn）是心肌损害的标志物。CK-MB 发病 4h 升高，24h 达到峰值，3~4 天恢复正常，具有较高的敏感性和特异性。cTn 分 cTnI 和 cTnT 两种亚型，在心肌损害发生 2h 后升高，具有较宽的时间窗（cTnI 为 5~14 天，cTnT 为 4~10 天），cTn 灵敏度高、特异性强，是诊断心肌损害较为敏感和特异的指标。

（邹润梅　王成）

4. 心肌炎与心肌损害有什么区别？

心肌损害并不等同于心肌炎，心肌损害往往伴有心肌酶增高或心电图异常，但是达不到心肌炎的诊断标准。但是任何脏器感染或损伤均会刺激机体出现心肌酶增高的非特异性表现，可经过短期的营养心肌治疗而治愈。肺炎或呼吸道感染的患儿可出现心肌酶轻微或明显升高，骨骼肌病变如假性肥大型肌营养不良的患儿也可出现心肌酶增高。心肌酶谱中的乳酸脱氢酶（LDH）广泛存在于人体各个组织，以心肌、骨骼肌、肺、肾、胰腺等器官最多，全身各个组织损伤都可引起 LDH 升高。心肌炎是指心肌有局限性或弥漫性的急性、亚急性或慢性炎性病变。心肌炎除心肌酶增高外还会有明显的临床表现，甚至有心脏扩大及心功能不全的表现，心电图显著异常。由此可见心肌损害不同于心肌炎。

（邹润梅　王成）

5. 心肌炎和心肌病有关系吗？

大多数心肌炎预后良好，可以痊愈。但心肌炎也是小儿扩张型心肌病的重要病因，约占 1/6~1/3 的病例。对于一些重症心肌炎，由于大量的心肌炎性细胞浸润而形成心肌细胞变性或坏死，导致心肌炎症迁延不愈、自身免疫反应损伤演变为炎症性扩张型心肌病。所以也有专家将心肌炎和炎症性心肌病视为同一疾病的不同阶段，认为心肌炎慢性期可发展为扩张型心肌病。

（杨世伟）

二、流行病学

6. 儿童心肌炎的发病率是多少?

急性心肌炎确切发病率至今不是很清楚,这是由于心肌炎的临床表现具有很大的差异性,可以表现为无症状的亚临床型,也可以表现为症状急剧变化、临床过程凶险的暴发型,还可以表现为猝死;另外,作为心肌炎诊断的金标准—心内膜心肌活检,在临床上实际应用并不多,因此要确定心肌炎的真实发病率是非常困难的。对年轻人心源性猝死的尸检结果表明,心肌炎发生率为所研究病例的 2%~42%。有资料报道,暴发性心肌炎的发生率在病理证实的心肌炎中能够占到 10%。近年来美国的研究资料表明,心肌炎的发病率约占儿童出院病人数的 0.05%。

（张曦）

7. 儿童心肌炎的高发年龄是多少?

儿童心肌炎可发生在包括新生儿期在内的各个阶段,其中以学龄前及学龄儿童多见,好发于夏、秋季。新生儿病毒性心肌炎病初可先有腹泻、少食,突然起病,临床表现多为非特异症状,且累及多个脏器或类似重症败血症的表现。

（杨世伟）

8. 年龄越小越容易得心肌炎吗?

心肌炎的发病与年龄没有直接关系,各个年龄段均可患心肌炎。但由于婴儿期有来自于母亲的抗体以及护理得更为精细,所以在容易患呼吸道感染和消化道感染的学龄前期和学龄期,患心肌炎的机会也多些。另外,一些代谢性疾病、变态反应性疾病及结缔组织疾病也易在学龄前和学龄期儿童高发,部分病例可累及心肌,导致心肌炎。学龄前阶段由于活动能力增强而认知能力不足,误服药物、毒物及重金属中毒的发生率也相对高些,部分病例可导致心肌炎。

（何兵）

9. 海拔越高越容易患心肌炎吗?

不能想当然地认为海拔越高,空气越稀薄,越容易患心肌炎。事实上高海拔地区空气干燥、清新,紫外线强,均不利于病毒及细菌的生长,患感染性疾病的机会少些,心肌炎的发生机会也相对少些,而且长期生活在高海拔地区人群,其体质及适应性均强,反而那些长期生活在低海拔地区的人群到高海拔地区后,不能耐受低氧状态,易引起抵抗力下降,导致呼吸道或消化道感染,引起心肌炎症性变性与坏死。

（何兵）

10. 汉族人更容易患心肌炎吗?

没有证据表明哪个种族对心肌炎更具有易感性。有研究表明维族儿童磷酸肌酸激酶同工酶的基础水平（正常值水平）较汉族儿童高,因此在对维族儿童进行相关诊疗时应警惕将心肌酶正常的儿童误判为心肌酶升高而误诊为心肌炎。其他民族儿童心肌酶正常水平较汉族儿童是高还是低,目前没有相关报道。

（何兵）

11. 什么样的孩子容易患上心肌炎?

营养不良、反复呼吸道及消化道感染的孩子患心肌炎的机会更多些,也有观点认为有心脏病家族史的孩子更易患心肌炎。很多患心肌炎的小孩在发病前 1~3 周有感冒或腹泻病史,但感冒或腹泻会不会引起心肌炎取决于很多因素,如病毒的种类、人体的免疫功能、营养状态、体能消耗、疫苗接种、药物作用尤其是激素或抗生素的长期应用等。那些免疫功能差、营养不良、病后不注意休息的孩子更易于患心肌炎。

(何兵)

12. 哪个季节容易患心肌炎?

心肌炎的发病没有明显的季节性,一年四季均可发病,多数病人为散在发生,极少造成流行。由于临床上病毒性心肌炎常见,因此在病毒感染流行的季节,如夏、秋季,心肌炎发病也更多一些。

(何兵)

13. 心肌炎与遗传有关联吗?

有关联。病毒性心肌炎(VMC)是由嗜心性病毒感染引起的一种心肌非特异性间质性炎症,病理改变可见心肌局灶性或弥漫性病变,表现为变性、坏死或间质性炎性细胞浸润及纤维渗出。容易引发心肌炎的病毒有 20 余种,主要为肠道病毒,特别是柯萨奇病毒 B 组(CVB),其发病机制主要有四个方面:病毒直接损害心肌细胞、免疫机制(包括细胞免疫和体液免疫)、心肌纤维化、生化机制。研究发现:病毒毒株与宿主的遗传背景、年龄、性别及免疫状态都会影响到 VMC 的发生发展,特别是宿主的遗传背景。病毒的直接损害是通过与细胞表面特异性受体结合、病毒内吞脱壳等机制发挥作用。心肌细胞表面有多种受体,包括:Toll 样受体(TLR)、柯萨奇病毒 - 腺病毒受体(CAR)等。*CAR* 基因启动子区域 -968 位点存在 G/A 置换现象,引起不同个体的心肌细胞对 CVB 的易感性有所不同。易感儿童

CAR 基因 GG 基因型和 968G 等位基因频率明显高于其他儿童，CAR 表达增强，导致易感儿童的心肌细胞对 CVB 的易感性增加，从而发生病毒性心肌炎。因此，具有遗传易感基因的儿童易患病毒性心肌炎，心肌炎与遗传是有关联的。

（周彬）

14. 心肌炎传染吗？

心肌炎本身不具有传染性。心肌炎是由各种原因引起的心肌的局限性或弥漫性炎症，多种因素如感染、物理和化学因素均可引起心肌炎。加强身体锻炼，提高机体抗病能力，避免劳累以预防病毒、细菌感染，有利于治疗和预防。引起心肌炎的一些病毒，如柯萨奇病毒、EB 病毒等呼吸道或肠道病毒，可能会通过呼吸道或消化道传播，需注意预防。

（肖燕燕）

15. 心肌炎会反复发作吗？

心肌炎有复发或反复发作的可能性。在原有诱因如病毒、细菌感染等未治愈或劳累等情况下，可能会造成复发。患心肌炎的小孩，需注意休息，合理膳食，保持健康的生活方式，定期到医院复查心电图及心肌酶等，预防心肌炎复发。

（肖燕燕）

16. 孩子的体质强弱与病毒性心肌炎的发生有关系吗？

有关系。一般来说，体质弱的孩子易发生病毒性心肌炎。病毒

9

性心肌炎发生的首要条件是机体被病毒感染,随之引发一系列发病机制:病毒直接损害心肌细胞、病毒诱导机体的异常免疫反应等。自然环境中存在多种病原体如细菌、病毒、真菌和寄生虫等,人体内有完善的防御各种病原体攻击的系统,除了机体天然屏障组织(皮肤、消化道黏膜)外,主要是机体的免疫系统(细胞免疫、体液免疫),免疫系统的抵抗能力即为免疫力,体质弱的孩子存在免疫力低下或免疫力不健全,这将导致易患反复呼吸道感染和消化道感染,引起这些感染的病原体中部分为嗜心肌病毒,容易引发病毒性心肌炎。建议家长们通过以下途径增强孩子体质、提高抵抗力:按时预防接种、规律的生活习惯、均衡的饮食摄取、良好的卫生习惯、及时添减衣物、保持室内空气新鲜等。

(周彬)

17. 小孩感冒,会引起心肌炎加重吗?

感冒会不会引起心肌炎加重与小孩心肌炎的病程和轻重、感冒的病因和严重程度有关。当小孩的心肌炎在急性期,如果新发生的感冒正好是嗜心肌病毒所致,那么新一轮病毒对心脏的攻击,可能会加重心肌炎,如果是普通的感冒,也会通过影响机体的状态而导致心肌炎的恢复时间延长。当小孩的心肌炎完全康复后,小孩新发的感冒,可以看作是又一次考验,有一部分患心肌炎的小孩,由于存在与基因相关的免疫缺陷或多态性改变,可能导致心肌炎复发等,因此,对患有心肌炎的小孩,要尽量预防感冒,积极治疗感冒。

(何学华)

三、儿童心肌炎的病因

18. 儿童心肌炎是什么原因引起的？

心肌炎是儿童常见的心脏疾病，是指心肌局灶性或弥漫性炎症病变，心肌坏死以及变性，可由感染以及非感染因素引起。感染性因素最常见病原是病毒，其中腺病毒、柯萨奇病毒B和埃可病毒是最常见的致病因子。其他如脊髓灰质炎病毒、流行性腮腺炎病毒、麻疹病毒、风疹病毒、巨细胞病毒、艾滋病毒、虫媒病毒、流感病毒也可导致心肌炎。细菌、立克次体、衣原体、支原体、真菌、原生动物和寄生虫也是少见的感染性致病因子。非感染性因素包括中毒、服用药物、缺氧等可引起中毒性心肌炎；过敏因素、结缔组织病和免疫介导疾病如川崎病也可作为致病因素导致心肌炎的发生。

（王娟莉）

19. 感冒会引起心肌炎吗？概率有多少？

90%以上的上呼吸道感染（感冒）是由病毒感染引起的，引起感冒的柯萨奇病毒、流感病毒、腺病毒、埃可病毒等同时也是引起病毒性心肌炎的病原体；且大多数病毒性心肌炎在发病前1~3周内都有感冒的前驱症状，如鼻塞、流涕、咽痛、头晕、头痛、发热、乏力、腹泻、恶心等。因此，有人误认为感冒就会引发病毒性心肌炎。实际上，感冒后只有极少部分孩子的心脏会受到病毒损伤，是否进展为病毒性心肌炎与病毒种类、人体免疫力及周围环境影响等因素密切相关。细菌感染、营养不良、剧烈运动、过度劳累、疫苗接种、药物的作用尤其是激素、抗生素等的长期应用都能影响人体免疫力和对疾病的反应性。这些不利因素的影响导致人体抵抗力下降，病毒乘虚而入，直接侵袭心肌或通过自身免疫反应损害心肌，引起病毒性心肌炎。反之，如果入侵病毒少，毒性低，而人体抵抗力强，那就不会发展成病毒性心肌炎。

（邹润梅　王成）

20. 腹泻会引起心肌炎吗？

腹泻是小儿常见疾病，大部分腹泻是由病毒感染引起的，其中有些病毒可侵犯心脏而引起病毒性心肌炎。病毒性心肌炎的早期可表现为发热、流涕、咽痛等上呼吸道感染症状和恶心、呕吐、腹泻等胃肠道感染症状，而误认为是"感冒"或肠胃炎，但是随着病情的进展可能演变成心肌炎。心肌炎发生的机制有两方面，一是病毒直接作用心肌，导致心肌炎；二是免疫反应，孩子感染病毒后在自身免疫的过程中，免疫系统对人体正常细胞进行攻击，损伤心肌细胞。学龄前是儿童心肌炎的高发年龄，当孩子出现精神反应差、乏力、面色苍白、呕吐、腹泻等情况时，要考虑到心肌炎的可能，及时就医，检查心电图、心肌酶等指标及时诊断，避免危及生命的现象发生。极少数可以演变为暴发性心肌炎，暴发性心肌炎病情极其凶险，进展快，一旦诊断被延误，死亡率高达 90%。

（邹润梅　王成）

21. 打疫苗会引起心肌炎吗？

疫苗是将病原微生物（细菌、立克次氏体及病毒等）及其代谢产物，经过人工减毒、灭活或利用转基因等方法制成，是一种用于预防传染病的自动免疫制剂。疫苗保留了病原菌刺激动物体免疫系统的特性。当机体接触到这种不具伤害力的病原菌后，免疫系统便会产生一定抗体；当机体再次接触到这种病原菌时，免疫系统便会依循其原有的记忆，制造更多的抗体来阻止病原菌的伤害。目前使用的大部分疫苗为减毒活疫苗或灭活疫苗。接种疫苗对人体来说是一种外来刺激,接种后使人体产生免疫力的同时,也可能会出现不同程度的发热、头痛、恶心、腹痛、腹泻等不良反应。这些不良反应是暂时的,不需要特殊处理,可短期内恢复。有接种疫苗后偶尔发生心肌炎的报道,这是由于孩子接种疫苗时正处于心肌炎的前驱期,或者心肌炎即将在发病时,恰好处于接种疫苗后,这种现象与接种疫苗关系不大。

(邹润梅 王成)

22. 发热会引起心肌炎吗?

发热大多是由于病毒感染引起的上呼吸道感染(感冒)所致。发热引起心肌炎有两种情况:一是孩子一开始确实是由于感冒引起的发热,由于所感染的病毒毒性强,孩子机体抵抗力弱,致使病毒进一步侵犯心肌,引起心肌炎。二是引起病毒性心肌炎的病毒主要是肠道病毒和呼吸道病毒,孩子一开始患的就是心肌炎,引起心肌炎的病毒从呼吸道侵入,所以首先出现发热、鼻塞、流涕等上呼吸道症状,直到病毒侵犯心肌,才出现心肌炎的症状。孩子出现发热后,家长要注意孩子的全身症状,如果孩子体温虽然很高,但精神很好,能吃能玩,就不用担心;如果孩子高热,尤其是发热超过 5 天,且精神萎靡,不吃东西,不爱玩,不爱动,就要警惕心肌炎。同时还要密切观察孩子的脉搏,在安静状态下婴儿(小于 1 岁)的心率每分钟不超过 140 次,幼儿及学龄前儿童(1~6 岁)的心率每分钟不超过 120 次,学龄儿童(7 岁以上)100 次 / 分左右。孩子发热时心率会增快一些,但如果热退了心率仍然较快,需警惕心肌炎。

(邹润梅 王成)

23. 常见哪些病毒可以导致心肌炎?

目前已知,几乎所有的人类病毒感染均可累及心脏,引起病毒性心肌炎,其中肠道病毒最常见。而肠道病毒中又以柯萨奇 B 组病毒感染引起的心肌炎占大部分,约占所有心肌炎的 50% 以上;其次为埃可病毒,人类腺病毒也被认为可能是重要病毒之一;巨细胞病毒、疱疹病毒、烟草花叶病毒、流感和副流感病毒、微小病毒及腮腺炎病毒也占少量比例。近年来的研究还发现,丙型肝炎病毒在心肌炎的发病中也起了重要的作用,此外,人类免疫缺陷病毒也可感染心脏引起心肌炎,轮状病毒所致心肌炎报道也较多。近年来由于细胞毒性药物的应用,致命性巨细胞病毒感染时有报道,特别是在白血病及肿瘤化疗期间常并发致命性巨细胞病毒性心肌炎。

（王晓宁）

24. 除了病毒外,别的病原可以引起心肌炎吗?

各种病毒都可以引起心肌炎,其中以肠道和呼吸道病毒最常见。柯萨奇病毒、埃可病毒、脊髓灰质炎病毒等肠道病毒为致心肌炎的主要病毒,流感病毒、副流感病毒、呼吸道合胞病毒、腺病毒也可引起心肌炎。另外麻疹病毒、腮腺炎病毒、乙型脑炎病毒、肝炎病毒、巨细胞病毒也可引起心肌炎。除病毒外,细菌、真菌、立克次体、螺旋体或寄生虫也可引起心肌炎。白喉杆菌产生外毒素,阻断心肌细胞核蛋白体的蛋白质合成和肉碱介导的长链脂肪酸转运,引起心肌细胞脂肪变性和坏死,产生白喉性心肌炎,是白喉最严重的合并症和死亡原因。伤寒可并发心肌炎。葡萄球菌、链球菌所致的细菌性心内膜炎可累及心肌,伴发心肌炎。脑膜炎球菌败血症、脓毒血症偶尔也可侵犯心肌而引起炎症。放线菌、白色念珠菌、曲霉、组织胞浆菌、隐球菌等都可以引起心肌炎症,但较少见。原虫性心肌炎主要见于南美洲锥虫病和弓形虫体病。斑疹伤寒、钩端螺旋体也可致心肌炎症。

（邹润梅　王成）

25. 寄生虫可以引起心肌炎吗？

寄生虫性心肌炎与饮食卫生习惯有关,主要有以下两种类型:弓形虫性心肌炎和 Chagas 心肌炎。弓形虫性心肌炎由鼠弓形虫感染引起,主要是因食入含有包囊的未煮熟肉类而感染。弓形虫感染后引起的致命性损害多见于免疫功能不健全的宿主。弓形虫进入人体后经血流到达单核巨噬细胞系统及各种组织,并在细胞内繁殖。弓形虫侵入心肌细胞后快速繁殖,形成集合体,亦称假包囊。心肌细胞很快破裂,病原体进入周围组织。被破坏的心肌细胞周围有淋巴细胞、单核细胞浸润,愈合后有瘢痕形成。弓形虫性心肌炎临床表现各异,可出现心律失常,如心房纤颤、室性心律失常、心脏传导阻滞等,引起心力衰竭,甚至心肌梗死,但较少出现猝死。

Chagas 心肌炎由原虫枯氏锥虫感染引起,其传播媒介为吸血猎蝽虫,流行于乡村和拉丁美洲各国,病情严重,死亡率高。可引起灶状或弥漫性心肌坏死,周围有淋巴细胞、单核细胞浸润,导致心腔扩张,心室壁(主要为心尖区)变薄,形成室壁瘤,伴有心腔内附壁血栓形成。

（邹润梅　王成）

26. 真菌性心肌炎是怎么回事？

真菌性心肌炎是全身性真菌感染经血行散布或由于肺及纵隔淋巴结的真菌感染直接蔓延所造成的心肌炎。病理特点为心肌肿胀、灶性坏死,可见肉芽组织或散发性小脓肿,并可发现真菌菌丝。

（何学华）

27. 自身免疫性心肌炎是怎么回事？

自身免疫性心肌炎是指病毒性心肌炎后期，机体发生自身免疫反应，表现为机体产生特异性心肌抗体，攻击心肌细胞，产生大量炎症因子，引起心肌细胞溶解、坏死、水肿及单核细胞浸润等一系列炎症反应。自身免疫反应诱发胶原合成降解系统失衡，导致心肌间质纤维化和心室重构，最终发展成扩张型心肌病甚至充血性心力衰竭。病毒对心肌的损害包括两个部分，早期为感染的病毒直接侵犯心肌引起的心肌损伤和功能障碍，后期则是继发性的自身免疫反应阶段，其针对性抗体主要是心肌肌球蛋白、线粒体 ADP/ATP 载体蛋白抗体。病毒感染触发了过度的免疫反应，不仅抗病毒抗原，而且也抗心肌自身组织。这种抗自身组织的异常免疫应答是由于病毒诱导心肌细胞抗原暴露，人类白细胞抗原（HLA-Ⅱ）的异常表达，并将自身抗原信息传递给 T 淋巴细胞，引起心脏自身细胞和体液免疫损伤。病毒感染后，病毒在细胞内复制，直接溶解细胞以及病毒特异性免疫引起心肌细胞损害，使细胞内自身抗原释放，促发细胞免疫、体液免疫。

（邹润梅　王成）

28. 哪些药物可以引起药物性心肌炎？

引起药物性心肌炎的药物有以下几种：①过敏性药物：药物过敏引起心肌炎症，如磺胺类、青霉素类药物。②抗寄生虫药物：如依米丁、去氧依米丁、氯喹等抗寄生虫药物，通过抑制心肌细胞的氧化磷酸化过程，引起线粒体损伤，导致心肌炎症或出现小血管周围淋巴细胞浸润。③抗肿瘤药物：阿霉素、环磷酰胺、柔红霉素会对心肌和微血管产生直接毒性作用，导致心肌细胞炎症变性、坏死、间质水肿等。此类药物的毒性作用与药物剂量、用药时间相关。④抗精神失常药物：氯丙嗪、硫利达嗪、三氟拉嗪、三环类抗抑郁药及锂剂等可直接抑制心肌,导致心肌收缩性减低和心室应激性增高。

（邹润梅　王成）

29. 特发性巨细胞心肌炎是怎么回事？

特发性巨细胞性心肌炎也称特发性心肌炎,是一种少见的心肌疾病,原因不明。临床多见于 20~50 岁的青壮年,儿童中也有发现。病前可有发热、倦怠等感冒症状,或恶心、呕吐等胃肠表现,继而胸痛、呼吸困难。该病起病急,难确诊,常被误诊为上呼吸道感染,在输液治疗过程中迅速出现心力衰竭而死亡。本病的病变特点是心肌内有局灶性坏死及肉芽肿形成。病灶中心部可见红染、无结构的坏死物,周围有淋巴细胞、浆细胞、单核细胞和嗜酸性粒细胞浸润,混有许多多核巨细胞,形态、大小各异。在诸多心肌疾病中,特发性心肌炎与病毒性心肌炎鉴别困难。但病毒性心肌炎的炎症细胞以淋巴细胞为主,而特发性心肌炎除淋巴细胞外,常可见多量嗜酸性粒细胞浸润。对于常规治疗无效的新发心力衰竭患者,我们应该考虑此病的可能性。及时的检查,特别是心肌活检,对于改善预后有着重要意义。而在早期及时诊断后,适度的免疫抑制治疗及机械辅助治疗既可以缓解患者病情,也能为重症患者接受心脏移植争取时间。

（王娟莉）

30. 引起暴发性心肌炎的病因有哪些？

儿童暴发性心肌炎（fulminant myocarditis）是儿科常见的危重症之一,最常见的病因是感染性心肌炎,大多数患儿在发病前 1 周内有明确的前驱感染史,其中病毒感染最为常见,包括肠道病毒（如柯萨奇病毒、埃可病毒、轮状病毒等）、腺病毒、HIV-1、流感病毒、细小病毒、巨细胞病毒、疱疹病毒、肝炎病毒等。既往研究发现,柯萨奇病毒

B 组是引起暴发性心肌炎最常见的病毒,近年来发现,细小病毒 B19 及人类疱疹病毒 6 的检出率大大提高,成为儿童暴发性心肌炎的主要病原体。

（杨世伟）

31. 心肌炎会遗传吗？

心肌炎不会遗传。心肌炎只是一种后天性的自限性疾病,绝大多数的患者转归很好。经过休息、治疗和医生的定期随访等,是可以痊愈的。仅有极少数的患者会发展成为慢性心肌炎或扩张型心肌病。所以心肌炎的患者不要有太大的心理负担,心肌炎是不会遗传的。值得注意的是,近年来,机体的遗传易感性在疾病发病中的作用越来越受到人们的重视。病毒性心肌炎是病毒介导引起的心肌炎症,临床上大部分患儿预后较好,但也有少数患者病情迁延甚至演变为扩张型心肌病。在引起心肌炎的众多病原中,肠道病毒中的柯萨奇病毒占主要地位。除了病毒对心肌细胞的直接损伤及自身免疫引起的心肌损害外,机体的遗传易感性在发病机制中所起的作用也日益被人们所重视。

（王娟莉）

32. 患有先天性心脏病的孩子更容易得心肌炎吗？

先天性心脏病是胎儿期形成的心血管畸形,属先天性疾病。心肌炎是后天在各种致病因素作用下发生的疾病,两者没有内在关系。先天性心脏病患儿由于心脏左向右分流导致的肺血过多和身体缺血缺氧,发育差,抵抗力低下,容易引发呼吸道感染,增加了病毒入侵引发心肌炎的机会,而且患心肌炎也可加重先天性心脏病患儿的病情。因此,先天性心脏病患儿应加强护理、避免反复感染,积极治疗心脏结构异常。

（王娟莉）

33. 得过川崎病的孩子更容易患心肌炎吗？

川崎病是一种以全身血管炎为主要病变的急性发热出疹性疾病，研究发现至少 50% 的川崎病孩子在急性期可以并发心肌炎，主要表现为左心室收缩功能轻度降低、一过性心包渗出、一过性瓣膜关闭不全等。有人报道，在 25 个川崎病孩子中，14 个孩子的左心室收缩功能下降，在经过川崎病常规使用的静脉用丙种球蛋白治疗后，这些孩子的左心室收缩功能在 24 小时内显著改善。并发的心肌炎大多数是无症状或轻微的，也无需特殊治疗，但是也有少数患儿可以出现心律失常、心力衰竭甚至死亡等。

（张曦）

?

四、病理生理

34. 心肌炎是由于病原体直接破坏心肌细胞导致的吗？

病毒性心肌炎的发生可由于病毒直接破坏心肌细胞，引起心肌细胞的变性、坏死及功能失调，也可因机体的免疫反应引起心肌细胞损伤，导致心肌炎症发生。

（李艳）

35. 病毒性心肌炎时，病毒会在心肌中存留多久？

病毒感染多为自限性过程，在体内存留多为 1~3 周左右的时间。但也有一些临床及实验资料表明，约有 13% 左右的病毒性心肌炎患者最终可发展为扩张型心肌病，而约有 25%~30% 的扩张型心肌病患者心肌中可找到肠道病毒基因片段，这表明部分心肌炎患者病毒可在心肌中持续复制，可能是病毒性心肌炎发展成为扩张型心肌病的原因之一。

（李艳）

36. 心肌炎会导致心肌出现哪些改变？

心肌炎是一种心肌局灶性或弥漫性炎性病变，其特征为间质炎性细胞浸润、心肌坏死及变性。在显微镜下可见心肌纤维之间和血管周围的结缔组织中有单核细胞、淋巴细胞及中性粒细胞的浸润。心肌纤维有不同程度的变性、横纹消失、肌浆凝固或溶解，呈小灶性、斑点状或大片坏死。心肌溶解，胞核及胞质可消失，残留细胞膜。电镜下可见心肌细胞破碎，肌丝消失，肌纤蛋白结构破坏，线粒体退行性变和钙化。临床上可出现心脏扩大及心力衰竭。

（李艳）

37. 儿童罹患心肌炎会引起免疫系统的改变吗？

心肌炎的发生过程中存在机体的多个免疫系统参与调节的机制。大部分心肌炎患者的血液中可检测到心脏特异性和心肌炎特异性抗肌凝蛋白自身抗体以及其他抗自身抗原的抗体，而且在心肌活检组织中发现有人类白细胞抗原的异常表达，提示存在自身免疫反应，认为病毒性心肌炎的病理过程是心肌自身免疫的病理过程。因此，儿童罹患心肌炎会引起免疫系统的改变。

（李艳）

38. 心肌炎引起的心肌损害与细胞免疫相关还是与体液免疫相关？

心肌炎在发生发展中，存在细胞免疫、体液免疫及自身免疫反应等方面的调节参与。T 细胞和抗体直接对抗病毒和一些心肌抗原，因机体免疫反应导致炎性反应致心肌细胞损害，引起心肌炎症反应。故心肌炎引起的心肌细胞损害既与细胞免疫相关也与体液免疫相关。

（李艳）

39. 有哪些炎症细胞参与心肌炎的发生？各起到什么作用？

在心肌炎的发生发展过程中，有多种炎症细胞参与心肌细胞的损伤及修复过程。NK 细胞、T 淋巴细胞和巨噬细胞主要参与心肌炎早期细胞介导的免疫反应。① NK 细胞：NK 细胞和巨噬细胞是心肌炎感染早期主要的浸润细胞。心肌炎早期，NK 细胞通过释放颗粒酶、穿孔素和表达 FasL 直接杀死病毒感染的心肌细胞，清除病毒，使患者康复。②干扰素及巨噬细胞来源的细胞因子 IL12、IL15、IL18 是 NK 细胞的活化因子。③ T 淋巴细胞：是继 NK 细胞及巨噬细胞之后的主要心肌浸润细胞(包括辅助 T 细胞及细胞毒 T 细胞等)。通过释放颗粒酶、穿孔素介导杀伤靶细胞；还可通过 Fas/FasL 作用诱导细胞凋亡，产生细胞毒性细胞因子诱导靶细胞溶解坏死或凋亡。适量表达对心肌有保护作用，过度表达则为非特异性杀伤，严重损伤心肌。

Th1 细胞产生炎症细胞因子 IL2、TNF-α 及 INF-γ 在心肌炎早期占优势，总趋势是促进炎症发展。Th2 细胞产生 IL-4、IL-5、IL-10 及 IL-13 等细胞因子，在恢复期占主导，可限制炎症反应，避免过度免疫反应致组织损伤，在免疫调节方面起重要作用。Th17 是以分泌 IL-17 为特征的 CD4$^+$ T 细胞亚群，可以介导自身免疫反应，参与了心肌炎的慢性过程。调节性 T 细胞(Treg)通过分泌 IL-10 及 TGF-β 减轻炎症反应，在心肌炎心肌损伤中起保护作用。

(李艳)

40. 不同病因引起的心肌炎，其发病机制是一样的吗？

心肌炎的病因包括感染性和非感染性。病毒感染是人类淋巴细胞性心肌炎最常见的原因，肠道病毒(特别是柯萨奇病毒)、腺病毒和疱疹病毒为常见的致病因子。研究表明，接种柯萨奇病毒 B3 的小鼠，心肌组织病理学改变酷似人类淋巴细胞性心肌炎。在此动物模型中，病毒性心肌炎分为两期：①急性期(病毒血症期)，病毒诱发的心肌细胞溶解仅出现于感染后 1~3 天，大部分心肌损害是免疫介导的，未感染病毒的细胞受到病毒介导的特异性细胞毒 T 淋巴细胞攻击而溶解。②2 周后，病毒从体内清除，大多数动物康复。然而，具有特定遗传易感性的鼠，体内会产生针对某种心肌成分的抗体，产生病毒感染后自身免疫性心肌炎。在病毒不存在的情况下，炎症过程继续，可持续数周至数月，最终导致扩张型心肌病。人类病毒性心肌炎存在相似的机制。

自身免疫淋巴细胞性心肌炎表现为弥漫性心肌坏死伴炎症细胞浸润。心肌肌球蛋白免疫的鼠,心肌改变具有相似的特点。其发病机制同病毒性心肌炎第二期相似,但免疫原不是病毒,而是自体心肌组织的某一成分。自身免疫性心肌炎患者循环中抗心肌肌球蛋白的自身抗体检出率高。本型心肌炎常与某些自身免疫病相关,同样可导致扩张型心肌病,病情发展较快,预后不良。

（王晓宁）

41. 孩子这么小·为什么会得心肌炎?

心肌炎是儿童常见的心脏疾病,是由感染及非感染因素引起的心肌炎性反应。其特征为间质炎性细胞浸润,心肌坏死及变性,炎症可累及心肌细胞、间质组织、血管成分、心瓣膜及心包,最终导致心脏结构损害。感染性心肌炎包括病毒、细菌、立克次体、螺旋体、真菌及寄生虫感染,其中病毒感染是最常见的病因。儿童时期由于年龄小,机体免疫力偏低,易发生呼吸道病毒感染,部分病毒感染后可直接侵犯心肌细胞,引起心肌细胞的变性、坏死或功能失调。还可导致机体的免疫系统紊乱,引起免疫损伤致心肌细胞变性、坏死,引起心肌炎症反应。

（李艳）

五、儿童心肌炎的临床表现

42. 孩子出现什么症状要警惕心肌炎可能？

心肌炎症状可发生在病毒感染的急性期或恢复期。如发生在急性期，则心肌炎的症状常被全身症状所掩盖。心肌炎的临床表现差异很大，轻者可无症状，或表现为亚临床经过；严重者可暴发心源性休克、急性充血性心力衰竭或严重心律失常，于数小时或数天内死亡，甚至猝死。典型病例在心脏症状出现前数天或1~3周内有前驱症状，主要表现为发热、咽痛、咳嗽、呕吐、肌痛、腹泻、皮疹等，继之出现心脏症状。心肌受累时有精神萎靡、面色苍白、疲乏无力、食欲缺乏、恶心、呕吐、呼吸困难等；心律失常可致心悸、心排血量降低而感无力；累及心包膜及胸膜时，可出现胸闷、胸痛，亦可有类似心绞痛的表现，严重者出现心功能不全。年长儿可诉心前区不适或疼痛、心悸、头晕、腹痛。心肌炎患者多有安静时出现心动过速，少数患者表现为心动过缓。所以出现以上症状都要警惕心肌炎的可能，尤其是发生在病毒感染急性期，更应警惕心肌炎的发生。

（王晓宁）

43. 心肌炎临床分型有哪些？如何分期？

心肌炎按照病情轻重一般分三型。

（1）轻型：无症状或一过性ST-T改变，精神不佳。心动过速，心音低钝。心界正常，数天至数周痊愈。

（2）中型：起病急。充血性心力衰竭，面色苍白、呼吸困难、拒食呕吐。心悸头晕，腹痛肌痛，心界扩大，发绀烦躁。双肺啰音，肝大压痛，或并发神经系统、肾脏损伤，及时治疗数月或数年痊愈，部分死于心力衰竭，部分遗留心肌损害。

（3）重型：严重心律失常（完全性房室阻滞、室性心动过速、心室纤颤)、晕厥、猝死、心源性休克(烦躁不安、呼吸困难、面色苍白、末梢发绀、皮肤湿冷、脉细弱、血压降低、心动过速、奔马律),抢救不及时数小时至数天内死亡。少数病例急性心力衰竭未控制、心力衰竭反复,迁延数年转为慢性。

心肌炎分期如下:

(1)急性期:新发病,症状及检查阳性且多变,一般病程在6个月以内。

(2)恢复期:临床症状减轻,CK-MB/CTnI/CTnT明显下降,但未恢复正常。

(3)迁延期:临床症状反复出现,客观指标迁延不愈,病程多在半年以上。

(4)慢性期:进行性心脏增大,心功能减弱或心律紊乱,病情时轻时重,病程在一年以上。

(王娟莉)

44. 心肌炎有没有轻重之分?

心肌炎的临床表现轻重不一、差别很大。轻者可无症状,仅表现为实验室检查异常(心肌酶谱、心肌钙蛋白升高)和心电图异常;重者可出现胸闷、胸痛、心悸、活动受限乏力等不适。小婴儿可表现为吃奶差、烦躁、哭闹、嗜睡、恶心、呕吐等,幼儿可有懒动、长叹气等表现。少数暴发型患儿病势凶险,可在短时间内发生严重的心律失常、心力衰竭或心源性休克,甚至发生猝死。凡在感冒或腹泻后,在短期内(一般病后1~2周内)出现心悸、胸痛、胸闷、面色苍白、头晕乏力、腹痛呕吐或抽搐,应警惕发生心肌炎的可能,需及时就诊。

(杨世伟)

45. 所有孩子患心肌炎之前都有临床症状吗?

一般孩子在患心肌炎前 1~2 周常有呼吸道或消化道感染史,如感冒、呕吐、腹泻等,然后出现胸闷、气短、乏力、面色苍白等症状,后去医院就诊检查而诊断。也有部分孩子发病隐匿,没有明显的呼吸道和消化道感染的前驱病史,常在劳累后出现身体不适,去医院就诊而发现。对于暴发性心肌炎,起病常常没有任何先兆症状和体征,常以消化系统、呼吸系统或神经系统症状为首发症状,对出现上述症状的患儿,若同时伴有不能解释的精神萎靡、明显乏力或面色发灰、末梢循环不良时,应高度警惕暴发性心肌炎的可能。

(杨世伟)

46. 小儿心肌炎早期表现是什么?

不同年龄段的小儿均可能得心肌炎,但以学龄前及学龄儿童多见,好发于夏、秋季。发病前 1~3 周内有发热、流涕等上呼吸道感染或腹泻、呕吐、腹痛等胃肠道感染前驱症状。临床表现轻重不一,轻者仅似"感冒"样表现,或表现为疲乏懒动、出汗增多、头晕、心跳不适、胸闷憋气、厌食、恶心、腹痛、面色难看等症状。重者很快出现心力衰竭、心源性休克、严重心律失常甚至猝死。早期心肌酶谱检查常有改变,以 CK、CK-MB 改变意义最大,急性心肌炎时 CK-MB 增高的阳性率为 20%~70% 不等。血清肌钙蛋白(cTnT、cTnI)对早期发现心肌炎亦具有较高的敏感性和特异性。心电图检查出现异常也是心肌损伤的一个敏感性强、特异性高的实验室指标。

(潘思林)

47. 家长怎么早期发现？

病毒性心肌炎患儿没有特异性临床表现，尤其是婴幼儿，不会说哪里不舒服，给早期发现和诊断带来困难。但了解一定的医学常识，从小儿各种身体和生活上的变化，能够发现小儿病毒性心肌炎的早期信号。一般来说，半数以上的患儿开始时先出现感冒或腹泻症状，这些症状逐渐消失，经过数天或2~3周，孩子才出现心脏症状。细心的家长会发现，孩子的体力变了，精神不好了，没有以前活泼了，经常愿意坐着或躺着。平时跑跑跳跳时才气喘吁吁，现在不活动或只稍微活动也想长出一口气。如果是婴幼儿，则会有胸闷、气短的表现。由于病毒侵犯心肌，使机体缺氧，热退了，脸色却总缓不过来，面色发灰，甚至眼眶发青、口唇发紫。严重的面色苍白，多汗，手足发凉。另外，还要注意孩子的脉搏变化，安静时脉搏每分钟超过120次或少于60次，心跳过快或过缓，或者摸着脉，感觉到跳了几下就出现比较长的间歇，要警惕孩子可能出现了心律失常，应尽快到医院就诊，避免延误病情。

（潘思林）

48. 心前区疼痛是心肌炎的症状吗？

心前区疼痛是临床上较为常见的、涉及多个系统疾病的症状。胸痛可以分为非心源性胸痛和心源性胸痛两部分。非心源性胸痛包括消化系统疾病、呼吸系统疾病、神经系统、骨骼肌肉病变以及精神、心理因素导致的胸痛；心源性胸痛包括心包炎、心肌炎、心肌病、心律失常、冠状动脉病变、重度瓣膜疾病、心肌桥等因素导致的胸痛。儿童胸痛的原因和成人胸痛不同，根据国外资料，儿童胸痛绝大部分为非心源性胸痛，仅有5%以下的胸痛患儿涉及心血管系统疾病。心肌炎是感染或其他因素导致的心肌局限性或弥漫性炎症病变，临床表现多种多样,如果胸痛患儿伴有精神差、乏力、以及明显的心率、心律、心音改变,应及时进行进一步检查,排除心肌炎。

（张曦）

49. 抽搐为什么也是心肌炎的表现之一？

心肌炎在不同年龄段儿童表现不一,小婴儿可表现为吃奶差、烦躁、哭闹、嗜睡、恶心、呕吐等,幼儿可有懒动、长叹气等表现,年长儿童常诉胸闷、心悸、头晕、乏力、心前区痛或不适等,预后大多良好,少数可迁延不愈,极少数以暴发性心肌炎起病,发病24小时内病情急剧恶化,出现心源性休克、急性心力衰竭、严重心律紊乱及阿斯综合征,表现为烦躁不安、面色苍白、皮肤发花,四肢湿冷、趾指端发绀、脉搏细弱、血压下降等,可出现抽搐、昏迷,甚至在数小时内死亡,死亡率很高,需要争分夺秒地进行抢救。暴发性心肌炎出现心功能不全或心源性休克时心肌收缩力显著减弱,心脏功能严重受损,心脏泵血骤然减少,导致脑缺血缺氧,出现阿斯综合征而引起抽搐;心肌炎并发Ⅲ度房室传导阻滞、室性心动过速、心室纤颤等严重心律失常时,心脏跳动不规律,射血减少,导致脑缺血也可出现抽搐。所以抽搐也可以是心肌炎的表现之一。如果您的宝宝突然出现抽搐,同时伴烦躁、面色苍白、皮肤发花,四肢湿冷等表现时,需警惕暴发性心肌炎,一定及时送医院进行救治。

（庄建新）

50. 心悸、胸闷会是心肌炎吗？

心肌炎的临床症状多样化,轻重相差悬殊,轻型可无自觉症状,或表现为心悸、胸闷、气短、乏力、头晕、多汗、面色苍白、精神不振等。重型起病较急,可表现为心力衰竭和（或）心源性休克,严重心律失常,也可发生猝死。心悸、胸闷症状是心肌炎的症状之一,但除了心肌炎以外,甲状腺功能亢进、发热、贫血等也可以有心悸的感觉;肺部疾病、过敏等也可以有胸闷的感觉。所以,出现心悸、胸闷症状不一定都是心肌炎,应该到医院做相应的检查,需要和其他疾病做鉴别。医生除了要做专业的问诊和查体外,还要做一些辅助检查,如:心电图、抽血查心肌酶谱等,必要时要做超声心动图协助诊断。

(于宪一)

51. 孩子呕吐、腹痛、腹泻也可能是心肌炎吗?

呕吐、腹痛、腹泻常见于消化系统疾病。心肌炎可由多种病原菌感染所致,常出现原发感染灶的临床表现。由病毒感染所致的心肌炎常有发热、咽痛、咳嗽、呕吐、腹泻、肌肉酸痛等前驱症状,病毒感染1~3周后出现心肌炎症状。心肌炎的临床症状与心肌损害的特点有关,轻者可无症状,以心律失常为主要表现者可出现心悸,严重者可有黑矇、晕厥;以心力衰竭为主要表现者可出现呼吸困难、肝脏增大、水肿明显,严重者发生心源性休克而出现面色苍白发绀、肢端湿冷、少尿或无尿、血压下降、脉搏细弱等休克症状;炎症累及心包膜及胸膜时,还可出现胸闷、胸痛等症状;部分年长儿童可有类似心绞痛表现。常见体征:心尖部第一心音低钝,心动过速或过缓,或有心律失常;心力衰竭时可闻及舒张期奔马律,第一心音减弱;心脏扩大时可致二尖瓣或三尖瓣关闭不全,心尖部或胸骨左缘下方可闻及收缩期杂音;合并心包炎时,可闻及心包摩擦音。

(邹润梅 王成)

52. 孩子头痛、头晕也可能是心肌炎吗?

多数情况下,心肌炎较少出现头痛、头晕等症状。在某些情况

33

下,当孩子出现头痛、头晕等不适时,也需警惕心肌炎可能。在重症心肌炎患儿中,当出现严重血流动力学改变,血压下降时,可因脑供血不足出现头晕、头痛、呕吐、惊厥、昏迷等神经系统表现,如同时有上呼吸道感染,极易误诊为中枢神经系统感染。

（杨世伟）

53. 孩子乏力、多汗也可能是心肌炎吗?

儿童心肌炎大多为轻型病例,临床症状可以仅表现为乏力、多汗。在上呼吸道感染、腹泻等病毒感染后 3 周内,如出现不能用一般原因解释的乏力、多汗要警惕心肌炎可能,应及时就诊。若查体心尖第一心音减弱、心律不齐,可闻及期前收缩、舒张期奔马律、心包摩擦音等;血液检查肌钙蛋白或 CK-MB 异常升高;X 线胸片提示心影增大;心电图检查发现 ST 段改变、心律失常、房室传导阻滞、肢导低电压等,应积极治疗,以免延误病情。同时,由于乏力、多汗为非特异症状,也可见于其他多种疾病状态,应注意排查、鉴别诊断,避免过度诊断治疗。

（王娟莉）

54. 孩子常叹气、长出气是心肌炎吗?

心肌炎表现复杂多样,可以表现为长叹气、长出气。但小儿长叹气、长出气是很常见的临床症状,并不一定是心肌炎,在临床实践中仅有极少数符合心肌炎的诊断,大部分是由于直立不耐受造成的。有时孩子不适应新环境和紧张情绪引发的心理障碍,多发生于学龄前期或学龄期,5~13 岁的儿童发病率较高。孩子通过深呼吸的形式将紧张情绪释放出来,叹气与体力活动(如跑跳、急步、上楼等)无明显关系,而多发生于安静状态或家长询问训斥之后。治疗上应尽量转移孩子注意力,根据孩子的情绪变化加以心理疏导,症状会逐渐减轻。此外,上述症状还可见于上气道综合征、儿童哮喘、抽动症及胸腔占位等疾病。

（潘思林）

55. 心肌炎时心脏会出现心脏杂音吗?

心脏杂音是血液在心脏异常流动产生的额外声音。心肌炎可引起心肌结构改变,继而改变血流动力学,发生心脏杂音。病毒性心肌炎急性期发病,检查可见心尖区第一心音减弱或低钝、可出现轻柔吹风样收缩期杂音、常有奔马律、心动过速或心律失常,偶有心动过缓。有心包炎者可闻及心包摩擦音。风湿性心脏炎时检查心尖二尖瓣区可听到收缩期反流性杂音,偶可听到心包摩擦音。但是出现心脏杂音对诊断心肌炎的意义并不大,如果出现心脏杂音应该首先判断是生理性杂音还是病理性杂音,病理性杂音可检查心脏的结构是否异常,如心脏是否扩大、有无瓣膜水肿等。

（黄娅茜）

56. 孩子没有明显不适感觉,也能患上心肌炎吗?

心肌炎临床表现轻重悬殊。典型的心肌炎起病急,病情重,症状明显,较易诊断。而轻型或亚临床病例的孩子可无明显不适感觉,或仅有倦怠、苍白、多汗等表现,常常造成漏诊和误诊。但多数 1~3 周之前有呼吸道感染的病史,查体可发现心音低钝、心律不齐或期前收缩。胸部 X 线检查可发现心影增大,心电图表现 ST 段改变等。有些心肌炎起病隐匿,病初无明显不适感觉,但病情进行性发展,导致慢性心肌炎甚至进展为扩张型心肌病,引发慢性心功能不全、恶性心律失常而引起猝死,应引起重视。

（王娟莉）

57. 患心肌炎时容易出现心力衰竭吗？

心肌炎轻重病例临床表现差异显著,多数表现为轻型,症状轻微甚至不易察觉,只有少数重症心肌炎才会出现心力衰竭。当心肌炎出现心力衰竭时,患儿烦躁不安、呼吸急促、面色苍白或发绀,肝脏进行性增大,颜面、下肢水肿,尿量明显减少,严重时呼吸困难,甚至咳出粉红色泡沫痰。少数暴发性心肌炎病情严重,短时间内迅速进展出现心力衰竭或猝死,也有一部分心肌炎患儿可有急性期后的持续心腔扩大和（或）心力衰竭,类似扩张型心肌病,后者自然病程不尽相同,部分患者病情进行性发展以致心力衰竭死亡,少数患者保持心腔扩大数月至数年而无心力衰竭发生,或再度病情恶化并演变为心肌病,病死率高、预后不良。

（王娟莉）

58. 新生儿也可以得心肌炎吗？新生儿心肌炎有哪些特殊表现？

心肌炎可发生于各年龄段儿童,新生儿也可以得心肌炎。新生儿患病时病情进展快,常有神经、肝脏和肺的并发症。常突然起病,伴厌食、呕吐、昏睡或烦躁、高热或体温不升、反应低下、呼吸困难、发绀,抽搐,偶有循环衰竭。查体可发现心音低钝,肝脏、脾脏肿大,心包积液及各种心律失常等多种表现。急重症者,若抢救不及时可导致死亡。资料显示有症状的急性病毒性心肌炎新生儿死亡率高达75%。新生儿心肌炎可发生在宫内、产时或产后。宫内感染时,病毒可通过胎盘传播给胎儿,于出生时或生后 3~4 天发病;产时感染多由于吸入阴道含病毒分泌物,多于出生后 1 周左右发病;生后多因接触母亲或婴儿室工作人员等途径感染。由于新生儿心肌炎临床表现不典型,容易漏诊或误诊,需要医护人员及家长提高对该病的认识。只要做到早期诊断,及时合理治疗,绝大部分新生儿心肌炎预后良好。

(王娟莉)

59. 儿童心肌炎与成人心肌炎临床表现一样吗?

心肌炎可见于各个年龄段,以儿童与青壮年多见,其中主要是病毒性心肌炎。成人病毒性心肌炎的临床表现大多较儿童病毒性心肌炎为轻,急性期死亡率低,大部分病例预后良好。儿童心肌炎患病率显著高于成人。由于遗传是小儿心肌对病毒易感性的重要因素,年龄是基因表达是否成熟的重要因素,因此,年龄愈小、患病率愈高。儿童病毒性心肌炎的临床症状表现常不典型,或仅有面色苍白、多汗、哭闹,甚至无自觉症状,加之儿童的疾病经历少及表述能力差等因素,容易误诊或过度诊断。

(王娟莉)

60. 暴发性心肌炎是怎么回事?如何早期识别暴发性心肌炎?

暴发性心肌炎又称急性重症心肌炎,起病急、病情进展迅速、病死率高,患儿可在短时间内出现严重血流动力学改变,临床常表现为急性心力衰竭、心源性休克或致死性心律失常(如Ⅲ度房室传导阻滞),后者可发生阿 - 斯综合征。暴发性心肌炎临床表现多样,且多以心外症状为首发表现,常以消化系统、呼吸系统、神经系统为首发症状的患儿易被漏诊或误诊。其中尤其以胃肠道症状首发多见,表现为腹痛、呕吐、腹泻,腹部压痛,有的病儿出现肝脾肿大,常被误诊为急性胃肠炎、急腹症。对以消化道、呼吸道或神经系统症状为主诉的患儿,若同时伴有不能解释的精神萎靡、明显乏力或面色发灰、末梢循环不良时,均应想到暴发性心肌炎的可能。呼吸与心率或体温与心率呈"背离征象"时,尤其在听诊心音低钝的情况下往往是暴发性心肌炎的"报警"信号。

(杨世伟)

61. 心肌炎时容易出现心律紊乱吗?

小儿心肌炎时容易合并各种心律失常。轻型心肌炎患儿心电图可表现为一过性 ST-T 改变或房性、室性期前收缩,预后一般较好。中、重型心肌炎患儿心电图改变以Ⅱ度及Ⅱ度以上房室传导阻滞、异常 Q 波、窦性心动过缓、室性心动过速、心室纤颤等为主要表现。心律失常需积极治疗。

(杜军保)

62. 心肌炎时容易出现心脏扩大吗?

急性心肌炎患儿,由于病毒对被感染的心肌细胞的直接损害和病毒触发人体自身的免疫反应而引起的心肌损害。仅少数病毒性心肌炎患儿可表现为心脏扩大,遗留左心室功能障碍,最终可能发展为扩张型心肌病。

(杜军保)

63. 心肌炎会导致晕厥吗?

心肌炎的症状轻重相差悬殊,轻型可无自觉症状,或表现为乏力、多汗、心悸、气短、胸闷、头晕、面色苍白,少数重症患者可发生心力衰竭或(和)心源性休克,严重心律失常,也可发生晕厥或猝死。心肌炎发生晕厥的主要原因与心肌细胞、心脏瓣膜及心肌间质水肿、坏死及炎症细胞浸润引起严重心律失常、心脏舒张或收缩功能异常有关,此外由于心排血量下降可反射性激活交感神经系统,引起自主神经介导的反射性晕厥。总之,心肌炎患儿有可能发生晕厥,但并不是所有心肌炎患儿都会发生晕厥。

(金红芳)

64. 心肌炎时容易出现休克吗?

心肌炎的临床表现差别很大,轻者可无症状,极重者表现为暴发性心肌炎,可迅速进展,暴发心源性休克、急性充血性心力衰竭或严重心律失常,于数小时或数日内死亡。暴发性心肌炎占急性心肌炎的 4%~5%,死亡率高达 80%。心肌炎发生休克的发病机制至今尚未明确,可能与遗传因素、病毒直接损害、免疫失衡及细胞凋亡等多种因素有关,临床上需要关注是否出现早期循环灌注异常(皮肤发花,皮温降低等),心肌损伤标志物早期显著升高,心电图和超声心动图需要及时复查,动态观察心肌损伤进展情况。

(金红芳)

65. 呕吐往往是暴发性心肌炎的先兆吗?

儿童暴发性心肌炎起病急,进展迅速,预后凶险,病死率高。暴发性心肌炎临床表现缺乏特异性,常常以心外症状为首发表现,可表现为呕吐、腹痛、腹胀、发热、乏力、咳嗽,亦以头痛、晕厥、惊厥为首发症状,常被误诊为急性胃肠炎、呼吸道感染、脑炎等。家长遇到小儿精神反应差、乏力、面色苍白、呕吐、腹泻等情况时需及时就医。临床医师应提高对本病的认识,对于以消化道、呼吸道或神经系统症状为主诉的患儿,同时伴有精神反应差、明显乏力、面色苍白、皮肤湿冷、脉搏细弱时,要考虑到暴发性心肌炎的可能。体检时需仔细听诊心脏(至少1分钟),尽早描记心电图或心电监护,早期诊断,及时抢救,提高患儿生存率。

(邹润梅 王成)

**六、儿童心肌炎的
化验与检查**

66. 心肌炎要做哪些检查？

心肌炎患儿需要进行血常规、血沉检测，明确患儿目前感染情况；需要进行心肌酶测定及肌钙蛋白测定。血清肌酸激酶（CK）在早期多有增高，其中以来自心肌的血清肌酸激酶同工酶（CK-MB）为主，且较敏感。CK-MB 是心肌特异性胞质同工酶，正常血清含微量，故其水平升高可作为心肌炎的早期诊断依据。肌钙蛋白对心肌梗死和心肌炎等心脏病的诊断价值较高。测定肌钙蛋白 I（cTnI）对心肌细胞的损害具有专一性，且比肌酸激酶同工酶更为敏感。还需进行病原学检测，包括早期从咽拭子、血液、心包液中分离病毒，血清学抗体检测（包括病毒抗体、链球菌抗体、支原体抗体等）。另外心电图监测非常重要，动态监测心电图可以观察患儿是否存在各种类型心律失常，有无 ST-T 改变，低电压等。应用胸片及心脏超声了解患儿有无心脏扩大，射血分数降低等情况。心内膜心肌活检近几年逐渐开展，为心肌炎提供可靠的病理学依据。另外心脏 MRI 及放射性核素检查可以发现心肌坏死区域，提供有用的心脏结构及功能方面信息。

（王晓宁）

67. 心肌酶这么多项指标，哪些对于心肌炎特异性较高？

心肌酶谱及其同工酶是最传统的标志物，包括天门冬氨酸氨基转移酶（AST），肌酸激酶（CK），乳酸脱氢酶（LDH）等，AST、CK、LDH 特异性均不高。CK 是由两个亚基组成的 3 种异构同工酶：CK-BB、CK-MB、CK-MM，既往多通过检测 CK-MB 及 CK-BB/CK 比值来判断心肌损伤，但由于特异性差、窗口期短，已逐渐被淘汰。目前，临床上多检测心肌特异性蛋白 cTn，cTn 是心肌结构蛋白，具有特异性高、敏感性高、窗口期长的特点，是诊断心肌损伤的首选标志物。cTn 含 3 个亚单位：cTnI、cTnT、cTnC，心肌细胞损伤早期，cTnI、cTnT 释放入血,初检时间 3~12h,峰值时间 12~24h,窗口期 7~21d。

另外,一些新型标志物已逐渐应用于临床,如心型脂肪酸结合蛋白(H-FABP)、基质细胞衍生因子-1(SDF-1)、miRNA 等,这将更有助于病毒性心肌炎的早期诊断。

（周彬）

68. 心肌炎最早的实验室诊断指标是什么？

心肌炎的实验室诊断指标较多,如 C 反应蛋白、LDH1 及 BNP,在急性期均可以升高,但是,其影响因素众多,缺乏特异性,CK-MB 是心肌特异性胞质同工酶,正常血清含量低,其水平升高可以作为心肌炎的早期诊断依据;肌钙蛋白是肌肉组织的调节蛋白,参与肌肉组织的钙激活调节过程,肌钙蛋白有三个亚基 TnT、TnI、TnC,其中,cTnT、cTnI 对心肌损伤的特异性强,心肌损伤时可以早期释放入血,持续可达 2 周左右,小儿心肌炎血清 cTnT、cTnI 检测心肌损伤的敏感性和特异性均高于 CK-MB 及 LDH1,而且兼有升高较早和持续时间较长的特点。

（熊梅）

69. 血生化检测 CK-MB 在心肌炎诊断中的价值？

小儿心肌炎急性期可出现心肌酶升高,肌酸激酶同工酶(CK-MB)对心肌损伤诊断有重要意义。CK-MB 是心肌特异性胞质同工酶,正常血清含量微量,一般其水平升高可作为心肌炎的早期诊断依据。CK-MB 于心肌损伤 4h 升高,24h 可达到峰值,3~4d 恢复正常,具有较高的敏感性和特异性,在心肌炎诊断中具有极其重要意义。

（杜军保）

70. 血生化检测心肌肌钙蛋白在心肌炎诊断中的价值？

心肌肌钙蛋白（cTn）是心肌损害的标志物，对心肌梗死和心肌炎等心脏病有较高的诊断价值。cTn 是心肌结构蛋白，具有特异性高、敏感性高、窗口期长的特点，是诊断心肌损伤的首选标志物。cTn 含 3 个亚单位：cTnI、cTnT、cTnC，心肌细胞损伤早期，cTnI、cTnT 释放入血，血清 cTnT 不存在于骨骼肌中，其水平增高是心肌损伤的特异标志，≥0.2ng/ml 为异常。cTnT 5% 分布在心肌细胞胞质内，95% 与心肌细胞结构蛋白结合。心肌损伤早期，胞质中 cTnT 首先释放入血，血清浓度随之升高。cTnI 比骨骼肌多 31 个氨基酸，具有较高的心肌特异性，cTnI 以游离形式存在于心肌细胞中，心肌损伤早期释放入血，持续可达 2 周左右。小儿心肌炎血清 cTnT 及 cTnI 检测心肌损伤具有灵敏度高、特异性强，是诊断心肌损伤较为敏感和特异的指标。

（杜军保）

71. 不同的检验方法对 CK-MB、cTnI 的检测值有影响吗？

心肌损伤标志物包括心肌肌钙蛋白 I（cTn I）、肌红蛋白（Mb）和肌酸激酶同工酶（CK-MB）等。Mb 是用于心肌损伤的最佳早期标志物，由于 Mb 的窗口时间最短，仅为 3~4d，故在疾病发生后该指标不能用于回顾性分析；肌酸激酶（CK）为细胞内重要的能量代谢酶，分布广泛，其同工酶（CK-MB）对临床诊断心肌损伤特异性较高；cTn I 在血液循环中的浓度与心肌受损的程序呈正比，且有较长的诊断窗口期（7~9d 或更长），是回顾性检测的最佳指标，也是目前诊断心肌损伤较好的确定性标志物。在心肌损伤相关疾病的诊断上，cTn I 特异性强，诊断窗口期长，Mb 和 CK-MB 早期敏感性高，三者联合检测可提高诊断的特异性和敏感性。用于三者检测的方法很多，不同的检测方法对检测的结果影响较大，长期以来用免疫抑制法测定 CK-MB 酶活性的干扰因素较多,对检测的敏感性、特异性影响较大,现由美国心脏病协会和欧洲心脏病协会推荐用化学发光免疫分析法测定 CK-MB 的质量可不受酶活性的影响,直接检测 CK-MB 分子的浓度,更加敏感、特异性更高。随着检测技术的进步,其检测方法大概都经历了三个阶段,第一代为免疫放射法(RIA),由于该法操作复杂、费时、灵敏度低,现基本不用;第二代检测方法包括酶联免疫法(ELISA)和胶体金法等,干扰因素较多,如采集全血或血浆标本时的某些抗凝物质(如 EDTA)螯合血标本中的钙离子,使 cTnI-cTnC 复合物解离,游离 cTnI 单体形成增加,从而影响检测值;第三代检测方法包括化学发光免疫分析法(CLIA)、免疫荧光法等,第三代检测方法具备较高的特异性和敏感性,且检测快速,重复性好,已广泛应用于临床。用于检测心肌损伤标志物的快速诊断试剂盒也有多种,由于各种试剂盒出自不同的试剂厂商,缺乏方法上的标准化,其测定值的可靠性值得关注。

(熊振宇)

72. 反复出现 CK-MB 或心肌肌钙蛋白增高,有哪些临床意义?

怀疑宝宝得了心肌炎时,需要抽血化验血清心肌酶谱和肌钙蛋白,同时做心电图和超声心动图协助诊断。

心肌酶和心肌肌钙蛋白升高在一定程度上反映心肌受损的情况,但并不是诊断病毒性心肌炎的唯一依据,不能单纯以心肌酶一项指标升高或肌钙蛋白升高作为诊断心肌炎的依据,需要结合临床症状、体征、心电图及超声心动图检查结果综合考虑。

有些宝宝反复出现 CK-MB 或心肌肌钙蛋白(cTn)增高,有以下几种可能:

(1)心肌炎复发:心肌炎痊愈后再度受呼吸道或肠道病毒感染,加之在过度劳累、发热、营养不良、应用糖皮质激素、X 线照射等条件因子作用下,又出现心肌炎的临床症状和体征,同时有心电图改变或超声心动图异常,或 X 线检查心影增大或搏动减弱,心肌酶或肌钙蛋白又出现升高。

(2)迁延性心肌炎:部分心肌炎患儿病程可迁延 1 年以上,常在感冒后出现症状及体征反复或心电图改变,或超声心动图或 X 线检查心脏长期不缩小,或实验室检查心肌酶或肌钙蛋白升高等疾病活动表现,病情迁延不愈。

(庄建新)

73. 哪些生物标志物可以反映心肌损害?

心肌炎急性期可出现心脏肌钙蛋白(cTnI 或 cTnT)、肌酸激酶同工酶(CK-MB)、乳酸脱氢酶(LDH)明显升高,这些生物标志物水平升高可反映心肌损伤。

(1)血清心肌肌钙蛋白不存在于骨骼肌中,其增高是心肌损伤的特异标志。心肌损伤早期,胞质中心肌肌钙蛋白首先释放入血液,血清浓度即升高。cTnI 具有较高的心肌特异性,以游离形式存在于心肌细胞中,心肌损伤时可早期释放入血,持续 2 周左右。

(2)CK-MB 是心肌特异性胞质同工酶,正常血清含微量,故其血清水平升高可作为心肌炎早期诊断依据。

(3)LDH 在体内分布较广泛,特异性较差,而 LDH 同工酶血清酶谱分析价值稍大,一般 LDH1>40% 则对心肌炎诊断较有意义。

但是有一部分儿童心肌炎患者可能呈现正常的心肌酶水平。因此,心脏生物标记物升高是儿童心肌炎的一个非特异性表现。此外,还有一些新型生物标志物应用于临床,如心型脂肪酸结合蛋白(H-FABP)、基质细胞衍生因子 -1(SDF-1)、miRNA 等,这些对于病毒性心肌炎的早期诊断有一定意义。

(孙燕)

74. 心电图改变在心肌炎诊断中的价值如何？会有哪些改变？

心电图改变是诊断心肌炎不可或缺的重要依据之一。心肌炎的急性期，由于心肌细胞变性、坏死和溶解，可以导致心肌缺血损伤，也可以累及心脏的起搏和传导系统，如窦房结、房室结、房室束、束支和浦肯野氏纤维，急性期心电图异常改变以 ST-T 改变、期前收缩及房室传导阻滞最为常见。

（1）ST 段及 T 波改变：可见 ST 段向上或向下偏移，T 波低平、双向或倒置。

（2）期前收缩：可见各种期前收缩，如室性期前收缩、房性期前收缩和交界区期前收缩，其中以室性期前收缩最常见，约占各类期前收缩的 70%，大多为频发，可呈二、三联律或成对出现，多属单源性，少数为多源性。

（3）传导阻滞：可见窦房传导阻滞、房室传导阻滞、左或右束支传导阻滞、双束支传导阻滞甚至三束支阻滞，其中Ⅰ度房室传导阻滞多见，Ⅲ度房室传导阻滞最严重。多数传导阻滞在急性期出现，1~3 周后消失，少数病例可能成为永久性的传导阻滞，甚至需要安装永久起搏器。

（4）各种快速性心律失常：如室上性及室性心动过速、心房扑动、心房纤颤及心室扑动、心室纤颤。

（5）其他改变：窦性心动过速、窦性心动过缓、QRS 波群低电压、QT 间期延长及异常 Q 波（假性心肌梗死）等。

（于宪一）

75. 怀疑心肌炎时，普通心电图与动态心电图都需要做吗?

动态心电图（DCG）能检测出不同时间、不同状态下的心率变化，并能检出隐匿性心律失常,短暂的、特定情况下出现的心律失常,如室性期前收缩、房性期前收缩、束支传导阻滞、房室传导阻滞等,以及ST-T异常改变和QT间期的变化并做出定量分析,常规ECG易漏诊。DCG可以捕捉到短暂的异常心电变化,了解心律失常的起源、持续时间、频率、发生与终止规律,可与临床症状、日常活动同步分析其相互关系。DCG检出心电图异常阳性率明显高于普通心电图,对小儿病毒性心肌炎的诊断更确切,新出现或有动态变化的心电图异常对心肌炎的诊断意义更大,对其心律失常的早期发现有独特的优势,并可作为随访手段。心率变异性分析还能对心肌炎患儿发生心脏病事件的风险进行评估。心电图检查结果只要出现过非生理性心律失常者,最好做一次动态心电图,持续观察24h,若心电图明显异常,则不可掉以轻心。不过DCG为模拟波形,其形态与常规心电图相应导联有一定的变异,并且DCG诊断属回顾性诊断,对严重心律失常有时会失去抢救机会。普通心电图记录的图形质量高,导联最多可记录到22个,并可作为定位诊断分析,随时都可以做。因此,动态心电图是普通心电图的补充,二者缺一不可,不能互相代替,何时需要做哪种检查,要由医生确定。

(熊振宇)

76. 动态心电图检查过程中有哪些注意事项？

动态心电图(DCG)是通过贴在病人前胸的几个电极(有3通道电极、5通道电极、12通道电极等)将受检者24小时静息、活动以及立、卧、坐位等不同时间不同状态的心电波形,连续不断地记录于记录仪中,再将记录仪储存的资料输入电脑,经过综合分析得出结论。DCG所记录的心电信号的质量好坏如基线稳定性、干扰波的多少等取决于仪器的抗干扰能力、皮肤处理、电极质量、导联线的完整性和电极接触是否良好、患者两上肢的活动量及其所处的环境等,故在佩戴记录仪时应当注意以下几点:①佩戴记录仪后,日常起居应与佩戴前一样,受检者应做适量运动。根据病情和检查目的,佩戴时可慢步、上下楼等,不过病重者应遵医生吩咐,但要告知患儿两上肢尽量少做左右摆动、上抬等动作。②严防记录仪受潮,如果皮肤潮湿,电极与皮肤的接触就不好,因此检查日不能洗澡、避免出汗,以免电极脱落或心电图干扰波太多无法分析。③严禁自动打开记录仪,不要随意移动电极及导联线,早、中、晚检查导联线是否脱落,若脱落及时处理。④尽量避免接近强力电源、磁场及放射线场所,以免干扰记录、影响分析。不过现在的记录仪已为数字化,不受磁场干扰。⑤记活动日志,日常记录对动态心电图的分析结果有帮助。将 24 小时内身体不适和运动时间详细登记,就可找出此时间段的心电图有无变化,为医生诊治提供可靠依据。

（熊振宇）

77. 怀疑心肌炎的患儿只要心电图检查有异常就可以确诊吗?

1999 年我国制定的病毒性心肌炎诊断标准(修订草案)中指出,诊断心肌炎的主要临床依据为:①心功能不全、心源性休克或心脑综合征。②心脏扩大(X 线、超声心动图检查具有表现之一)。③心电图改变:以 R 波为主的两个或两个以上主要导联（Ⅰ、Ⅱ、aVF、V_5）的 ST-T 改变持续 4 天以上伴动态变化,窦房、房室传导阻滞,完全性右或左束支传导阻滞,成联律、多形、多源、成对或并行期前收缩,非房室结及房室折返引起的异位性心动过速,低电压(新生儿除外)及异常 Q 波。④ CK-MB 升高或心肌肌钙蛋白(cTnI 或 cTnT)阳性。如具备临床诊断依据两项,可临床诊断心肌炎。只有心电图检查异常,不能确诊心肌炎,尚需结合其他主要临床指标综合分析方能做出诊断。检查出心电图有异常,还应除外先天性心脏病、代谢性疾病的心肌损害、甲状腺功能亢进症、原发性心肌病、原发性心内膜弹力纤维增生症、先天性房室传导阻滞、心脏自主神经功能异常、β 受体功能亢进及药物等引起的心电图改变。

（熊振宇）

78. 心电图出现病理性 Q 波具有怎样的临床意义？

在成人病理性 Q 波（即 Q 波深度大于或等于同导联中 1/4R 波，宽度大于或等于 0.04s）是心肌梗死（MI）的特征性诊断标准，但小儿与成人不同，在正常儿童心电图 Ⅱ、Ⅲ、aVF 导联中 Q 波大于 1/4R 波者并不少见，尤其在 3 岁以内婴幼儿多见，Ⅰ、aVL、V_5、V_6 导联，婴幼儿期常不出现 Q 波。在儿童 Q 波深度大于 1/3R 波、宽度大于 0.03s 为异常 Q 波，有病理意义。MI 以外的其他原因所引起的异常 Q 波称非 MI 性 Q 波，多见于 Ⅱ、Ⅲ、aVF、$V_1 \sim V_3$ 等导联，不同导联的异常 Q 可见于不同的疾病，V_1、V_2 出现异常 Q 波，见于右心室肥厚及少数正常心电图，Ⅰ、aVL、V_5、V_6 导联出现异常 Q 波，见于肥厚性心疾病、原发性心内膜弹力纤维增生症及 C 型预激综合征，Ⅱ、Ⅲ、aVF 导联出现异常 Q 波，见于 B 型预激综合征等。发生机制可能与心电轴偏移、心脏转位、心脏激动传导途径异常、急性心肌缺血损伤、局限性的电静止、纤维化或其他成分代替心肌、室间隔肥厚及自主神经或间接刺激等有关。常见的非 MI 性疾病有心肌炎、心肌病、心内膜弹力纤维增生症、肥厚性心肌病、迷走左冠状动脉、心肌挫伤、进行性肌营养不良、硬皮病、淀粉样变性、原发性或转移性心脏肿瘤、心室肥厚、肺气肿、大量心包积液、左束支传导阻滞、左前分支传导阻滞、右位心、左室假腱索等。

（熊振宇）

79. 心电图出现 S-T 段改变具有怎样的临床意义？

T 波是心肌除极后的复极波，其形态是否异常取决于复极时心肌的电生理状态及供血是否正常。因心肌除极时能量消耗极少,而复极时需要的能量消耗更多,因此,T波形态可反映心脏功能状态,尤其是当心肌复极过程中发生离散时,可发生各种心律失常,并提供心脏预后信息。心电图上 ST 段、T 波的表现超出正常范围时称为 ST-T 改变或 ST-T 异常。引起 ST-T 改变的病因很多,从心电图形态特征看,多数 ST-T 改变不具备特异性,称为非特异性 ST-T 改变;但有部分 ST-T 改变的形态特征具有一定特异性,能协助诊断某种疾病,称为特异性 ST-T 改变,显然后者对临床更有意义。心肌缺血是引起特异性 ST-T 改变最常见、也最重要的病因,其改变依缺血的严重程度、发生部位及持续时间的不同而不同,并有定位意义,动态变化临床价值更大。心内膜下心肌缺血时 T 波可出现低平或平坦,心外膜下(或透壁性的)心肌缺血时 T 波倒置。心肌缺血除可引起 T 波改变外,还可出现损伤型 ST 段改变,心内膜下心肌损伤可出现 ST 段下移,心外膜下心肌损伤引起 ST 段抬高,故而在其 T 波或 ST 段前冠以"缺血型"、"损伤型"之类名词。另外,并非所有深倒置的 T 波都是心肌缺血,还可见于心肌病、心肌劳损及脑血管意外等。心电图正常或无 ST-T 改变,亦不能排除心肌缺血。很多心脏病都会影响 T 波形态,如心肌炎、心包炎、束支传导阻滞、心室肥厚、高血压、电解质紊乱、药物、自主神经功能紊乱、内分泌功能紊乱等都可以出现 ST-T 段改变,如洋地黄类药物作用出现的 ST-T 鱼钩样改变、高钾血症时出现的篷状 T 波等。另外,T 波电交替对室性心动过速、心源性猝死的预测有重要意义,故需正确认识心电图对心肌缺血的诊断价值。

(熊振宇)

80. 怀疑心肌炎的患儿一定要做超声心动图吗?

所有临床怀疑心肌炎的患儿均应进行超声心动图检查。超声心动图检查可帮助鉴别非炎症性心脏疾病如心脏瓣膜病,并动态检测心腔大小、心室壁厚度、心室功能和心包渗出。心肌炎患儿可出现广泛的心室功能障碍、局部的室壁运动异常以及射血分数保留的心脏舒张功能障碍。组织学证实,心肌炎可出现类似扩张型、肥厚型和限制性心肌病改变,并可类似缺血性心脏病。暴发性心肌炎由于强烈的炎症反应,可导致心肌间质水肿、收缩功能丧失,进而表现为左心室并不扩大,但出现肥厚和收缩功能减弱。病毒性心肌炎轻者心脏形态和功能无改变,但重者可有心房、心室扩大,以左心室扩大为主,或出现心包积液或胸腔积液,心力衰竭者心脏收缩功能减退。因此,超声心动图检查正常者不能排除心肌炎的存在,而超声心动图检查异常,再结合临床情况,对心肌炎诊断具有重要作用。

（黄娅茜）

81. 超声心动图检查前需要空腹吗？

在护理实践中,会告知病人或其家长并不是所有的超声检查都需要空腹,空腹是为了尽量减少胃肠道内食糜、气体对影像的干扰,因此进行腹部超声,如腹腔脏器(肝、胆、胰、脾、胆囊)、腹腔血管以及淋巴结等超声检查时才需空腹。而超声心动图是用于评价心脏的结构及功能,心脏位于胸腔,不会受到胃肠道内气体等的影响,因此在做超声心动图之前不需要空腹。

（王瑜丽　刘平）

82. 孩子哭闹会影响超声心动图的检查结果吗？

通过超声心动图我们可以了解心脏的结构、功能等多种情况,一方面通过影像直观观察心脏结构有无异常,如房间隔缺损、室间隔缺损、瓣膜畸形等,另一方面也需要通过对相关指标的测量来评价心脏功能。孩子哭闹会导致心率增快,心率增快后一定程度上会影响对于心脏结构的观察,同时孩子因为哭闹、不配合也会影响一些反映心功能指标的测量,因此最好在孩子安静状态下进行超声心动图的检查,可以选则在孩子睡眠中或适当应用镇静药物的情况下来完成。

（徐文瑞）

83. 超声心动图检查对孩子有辐射吗?

超声心动图是利用超声的物理特性检查心脏和大血管的解剖结构及功能状态的一种无辐射、无创性技术,对心脏及血管疾病的诊断具有重要作用,是临床上最普遍和最安全的检查方法之一。超声心动图检查的超声主要是声波,没有辐射,对心脏部位没有影响,可以反复检查。并且医用诊断超声仪器进入临床均要经过国家药品食品器械安全机构检测认证才能使用,超声仪器软件中已经设置相应控制热指数和机械指数等有关安全问题的指标,不会产生安全隐患。

（黄娅茜）

84. 超声心动图检查哪些改变可能提示存在心肌炎?

因心肌炎轻重不一,故其超声心动图表现也不尽相同,轻者可无异常。心肌炎常见的超声心动图表现如下:

（1）左心室收缩功能减弱:可表现为射血分数（EF）和缩短分数（FS）下降,甚至出现心脏搏动幅度弥漫性减弱等;

（2）左心室舒张功能减弱:部分患儿可出现心脏舒张功能减退,但其变化与收缩功能异常不成比例;

（3）局限性室壁运动异常:患儿可出现局部室壁运动减弱,运动消失甚至矛盾运动,其中以室间隔最为常见;

（4）可出现以左心室增大为主的心腔扩大,可伴有心脏瓣膜反流等表现;

（5）室壁厚度增加：心肌炎引起的室壁厚度增加通常出现在疾病早期，持续时间较短，数月后可消失；

（6）心肌回声改变：可出现局部回声增强或不均匀，室间隔较常见，但该表现非特异性；

（7）左心室附壁血栓：可出现在以充血性心力衰竭为主要表现的急性心肌炎中，较为少见。

（孙景辉）

85. 超声心动图应变与应变率显像对于评价心肌功能有哪些优势？哪些劣势？

应变指物体的形变，而应变率是形变发生的速度。两者是目前用来评价左室舒缩功能的一种较为常见的方法。该研究方法存在自己的优势与局限性。

（1）优势：①应变与应变率显像可通过分析心脏的形变特点，来定量评价心肌整体及局部功能；②应变率受心脏自身因素，如心脏传导系统，周围心肌运动的影响较小，同时受外界干扰也较小。具有进行重复和脱机分析的优势；

（2）劣势：①角度依赖性：应变与应变率成像技术是从超声多普勒技术发展而来，故同样受到取样角度的影响；②噪声、伪像的影响：由于速度频谱存在倒错、混响等技术原因，可能会引起彩色倒置以及取样点位置的误置，从而造成诊断上的错误；③操作人员的影响：由于不同操作人员的经验、技术水平不同，分析过程中可能存在较大的人为误差；④仪器设备的影响：该技术对操作仪器有较高的要求，如灰阶图像、增益、帧频、脉冲重复频率设置的调整等均会影响测量结果。此外，不同型号仪器之间的结果可比性亦较低。

（孙景辉）

86. 超声斑点追踪显像技术是否可以应用于评价心肌炎引起的心功能损伤？

超声斑点追踪显像技术是以灰阶图像为基础,观察感兴趣区域内的心肌组织信号,并逐帧进行比较,计算整个感兴趣区域内心肌形变程度,对心肌的运动进行定量评价。该技术可分为二维超声斑点追踪显像技术和三维超声斑点追踪显像技术。二维超声斑点追踪显像技术用来描述心脏功能的指标主要包括长轴应变、圆周应变及径向应变;而三维超声斑点追踪显像技术在其基础上,使左心室容积、左室射血分数及面积应变的半自动分析成为可能。该技术不受声束方向与室壁运动方向夹角的影响,没有角度依赖性,能更准确地反映心肌运动情况。同时,该技术的心肌形变分析能够检测出常规心脏超声检查提示左室射血分数正常、但心肌形变已经发生改变的心脏收缩功能早期异常的患儿,从而帮助心肌炎尽早诊断,给予适当的治疗。

（孙景辉）

87. 速度向量显像评价心肌功能改变具有哪些优缺点？

速度向量成像技术是应用斑点追踪技术、空间相干技术等,运用实时跟踪运算法,基于二维灰阶成像的原理,连续自动追踪整个心动周期中的各帧图像的位置变化情况。通过分析心肌多个方向的运动状态来对心脏局部及整体的功能做出定量的评价。

（1）优点:①该技术不受角度影响,可以检测心脏任意方向的运动;②该技术受信号噪声、呼吸、心脏搏动等因素影响较小,有助于更为精确分析心脏的形变运动;③该技术可对左心室不同室壁节段的收缩、舒张功能进行定位和定量检测,可以通过测定心肌运动速度、应变和应变率、节段性面积以及容积等心脏参数,对局部和整体的心肌功能做出系统的评价。

（2）缺点：①速度向量显像技术是建立在二维图像的基础上，故不能全面真实地反映心肌的空间运动情况；②该技术需要高质量的二维图像，故胸壁厚度、肺的覆盖等因素可能影响分析结果的准确性与可重复性；③该技术对操作者的熟练程度具有一定的要求，如心内膜的勾画等均可影响分析结果，存在较大的人为误差。

（孙景辉）

88. 心肌做功指数可以用于评价心肌炎引起的心功能改变吗？

心肌做功指数（Tei 指数）被称为"全心指数"，是心室等容活动时间与心室射血时间的比值。测量 Tei 指数主要有脉冲频谱多普勒法（PW）和组织多普勒法（TDI）两种，目前认为组织多普勒法更为便捷、准确。主要因为脉冲频谱多普勒法无法同时测量一个心动周期内的血流参数，这就难免受到心率波动的干扰。而组织多普勒法是在同一个心动周期内测量房室环的活动情况，显示心肌组织自身的活动状态，克服心率以及心脏前负荷对测量结果的干扰。Tei 指数不受心脏形态、前后负荷、心率等外界因素的影响，同时可以反映左心室收缩及舒张两个功能，能综合评价左室整体功能状态，较单独应用左心室射血分数更敏感、准确。

（孙景辉）

89. 心脏 ECT 检查在心肌炎诊断中的作用是什么？

心脏 ECT 检查是将放射性药物引入人体，经代谢后在心脏组织内聚集，在病变部位和正常组织之间形成放射性浓度差异，并将这种差异通过计算机处理后成像。它既反映了心脏的解剖结构，也反映了血供、代谢及功能状态。因疾病的发展过程多数起始于血供或代谢功能的改变,故 ECT 对疾病非常敏感,可较早发现疾病。此外,ECT 的显像方式也十分灵活,可进行平面显像和断层显像、静态显像和动态显像、局部显像和全身显像。故目前 ECT 检查在临床中已经有了广泛的应用,而心脏方面的 ECT 检查主要包括"心血池门控平面显像"和"心肌血流灌注断层显像",其中心血池门控平面显像对心肌炎诊断的帮助尤其突出。心脏 ECT 检查对心肌炎诊断的作用具体如下:

（1）心脏 ECT 检查不但能直观地显示心脏的形态、结构变化,还可以动态观察心脏血流、功能改变,如心脏射血功能,储备功能,患儿治疗前后的心脏功能变化等。

（2）心脏 ECT 检查可观察心肌功能以及组织形态有无变化,对早期诊断心肌炎有一定的帮助。

（孙景辉）

90. 心脏 ECT 检查前需要做哪些准备工作？心脏 ECT 检查安全吗？

（1）准备工作:①心脏 ECT 检查前应除去受检部位所佩戴的金属物品,如金属钮扣、硬币等。若安装有心脏起搏器,应提前告知医生,以供影像分析参考;②因在检查过程中患儿需保持呼吸平稳,以减少膈肌运动对心肌显像的干扰,故对于不能主动配合的患儿应采取镇静措施。

（2）心脏 ECT 检查属无创性检查,即使是刚出生不久的婴儿也可以做该项检查。①对儿童实施该项检查前,医师会根据实际需要及患儿的具体情况,如年龄、体表面积等确定最佳的放射性显像剂剂量。通常使用剂量较少,辐射较小;②为保证检查效果,医师会根据具体情况决定是否采用有效的镇静方法及固定措施。

（孙景辉）

91. 心脏磁共振显像对诊断心肌炎有帮助吗？

有帮助。磁共振具有无创、高空间分辨率、组织对比度高、多参数成像、多方位断层、无骨伪影干扰、无电离辐射等优点，T_2 加权、早期钆增强序列、延迟钆增强序列能够较好地反映心肌炎的组织病理学特征，如水肿、充血、纤维化 / 坏死等。对心血管疾病不但可以观察各腔室、大血管及瓣膜的解剖变化，而且可作心室分析，进行定性及半定量的诊断，可作多个切面图，空间分辨率高，显示心脏及病变全貌，及其与周围结构的关系，优于其他 X 线成像、二维超声、核素及 CT 检查，目前已用于心肌炎的诊断。认为高强度的心脏磁共振成像，可以满足儿童 CMR 成像所需的高时间、空间分辨率和多信号采集技术，可以减少儿童呼吸运动伪影及不自主运动伪影，不会带来磁场均匀性减低及图像质量下降等问题；尤其新的 CMR 成像技术—T_1、T_2 mapping 技术能够对心肌信号进行量化评估，并可以发现传统 CMR 表现正常的心肌中所存在的弥漫性心肌损害。

（何学华）

92. 心脏磁共振显像检查前，需要做特殊准备吗？

需要。心脏磁共振显像检查存在检查时间长、对骨质及钙化不敏感以及易受多种伪影影响等缺点，同成人相比，儿童磁共振成像存在一系列技术难题，如儿童心脏解剖结构小，心率快，扫描过程中不能保持静止以及不能配合屏气扫描等。为了保障患者的安全和获得良好的检查效果，必须在检查前做好准备工作：

（1）需要告知患儿家属心脏磁共振检查的适应证、危险性、特殊性、程序和费用等相关事宜，尤其是对于要进行增强检查者，应该请病人家属签知情同意书。

（2）需要镇静以维持磁共振扫描所需的时间：由于心脏磁共振

扫描的时间较长,一般一个部位需要 10~30min,如果加做一些特殊的序列,那么时间会更长,其间不能转动身体或移动肢体,而且,机器扫描的响声也较大,也容易加剧患儿的紧张,加之患儿不能合作,故小儿进行磁共振检查前,应给予镇静药以保证扫描能够顺利进行,并保证能够获得清晰的图像和检查结果的准确。对于小婴儿,临床一般使用水合氯醛口服或灌肠,也可联合使用静脉或肌注苯巴比妥的等药物。

（3）需要在检查前取出患儿身上的金属、磁性物品:对于患儿身上的金属物品,如钥匙、手表、磁卡、硬币、饰物、小剪刀、发夹、金属拉链或金属纽扣的衣裤等,都需要拿走。

（4）对于身体内植入无防磁功能的血管内支架、封堵器、心脏起搏器以及大血管手术后留有的铁磁性金属夹、骨科手术留有铁磁性金属内固定物的儿童,禁止进入磁场内,以免发生意外。

（5）需要对急危重患儿陪同检查,仔细观察病情变化,并将抢救器械和药品放置在扫描室外。

（何学华）

93. 有哪些方法可以确定是病毒感染引起的心肌炎?

疾病早期可从咽拭子、咽冲洗液、粪便、血液、心包液中分离出病毒,但需结合血清抗体测定才更有意义。一般采用病毒中和试验、补体结合试验和血凝抑制试验,如恢复期血清抗体滴度比急性期增高 4 倍以上,则有助于病原诊断。另外应用原位聚合酶链式反应(PCR)技术在心肌组织可以检测到病毒基因组,敏感性及特异性较高。与以往病毒培养及血清学检查相比,缩短很多时间。

（王晓宁）

94. 对比剂延迟增强磁共振显像可以用来辅助诊断心肌炎吗？

可以。MRI造影剂能缩短组织在外磁场作用下的共振时间、增大对比信号的差异、提高成像对比度和清晰度的一类诊断试剂。它能有效改变生物体内组织中局部的水质子弛豫速率，缩短水分子中质子的弛豫时间，准确地检测出正常组织与患病部位之间的差异，从而最终显示生物体内各器官或组织的功能状态。

按照作用原理来分，MRI造影剂可以分为纵向弛豫造影剂（T_1制剂）和横向弛豫造影剂（T_2制剂）。T_1制剂是通过水分子中的氢核和顺磁性金属离子直接作用来缩短T_1，从而增强信号，图像较亮；T_2制剂是通过对外部局部磁性环境的不均匀性进行干扰，使邻近氢质子在弛豫中很快产生相（diphase）来缩短T_2，从而减弱信号，图像较暗。按磁性构成来分，MRI造影剂可以分为顺磁性、铁磁性和超顺磁性三大类。临床中常用的钆类造影剂就属于顺磁造影剂。

临床应用早期钆增强序列、延迟钆增强序列，均能够较好地反映心肌炎的组织病理学特征（水肿、充血、纤维化/坏死）。

（何学华）

95. 核医学技术对于心肌炎的诊断有帮助吗？

核医学技术是将放射性显像剂注入到人体内，用仪器在体外探查该显像剂在体内或靶器官中的动态和（或）静态分布状况，从而对目标器官的功能、生理生化、代谢等方面进行系统评价。因其能在疾病初期，即仅有某些功能改变（如血流、代谢变化）而无明显临床症状时便有所察觉，故其可以为疾病的早期诊断提供重要的诊断信息。其对心肌炎的辅助诊断主要通过以下方式：

（1）可用于评价病毒性心肌炎的左心室功能，如射血分数降低或室壁运动减退等。

（2）了解心肌细胞功能及代谢情况，为心肌炎引起的局限性或弥漫性心肌损伤的早期定性诊断以及疗效判断提供重要信息。

（孙景辉）

96. 运动负荷试验的适应证、禁忌证是什么？

（1）适应证：①评价患有心血管系统疾病（如心肌炎、心肌损伤等）的儿童对运动的耐受情况；②评价运动（增加负荷）可能诱发或加重的特异症状；③辅助制定心血管疾病患儿的治疗方案；④对心血管疾病患儿治疗效果、预后的评价；⑤评估正常儿童的身体状况及对运动（增加负荷）的耐受能力。

（2）禁忌证：随着该项检查在儿童中的广泛应用，以及技术本身的不断完善，其在儿童中几乎没有绝对的禁忌证。但因某些疾病仍存在较大的运动负荷试验风险，故应谨慎操作。①病情较重的各种心脏疾病的急性期，如感染性心内膜炎，急性心包炎，川崎病急性期等；②存在不耐受较大运动负荷的心脏病，如法洛四联症、肥厚性心肌病、肺动脉高压等；③各种原因引起的严重心律失常，如遗传性心律失常、扩张型心肌病合并心律失常等；④各种原因引起的严重心功能不全；⑤运动引发的不明原因晕厥；⑥重度高血压；⑦马方综合征。

（孙景辉）

97. 运动负荷试验有哪些方式？

运动负荷试验是在短时间内，进行某种形式的运动，增加心脏负荷，通过观察受试者在试验过程中出现的各种变化来了解其心脏耐受能力。目前运动负荷试验主要包括平板运动试验、自行车功率计试验、上肢功率计试验及轮椅功率计试验。其中前两种较为常用,后两种主要用于不完全性四肢瘫和截瘫患儿。平板运动试验通过让受检者跑步完成增加负荷的目的,具有容易配合,运动量大,易于达到试验目的的优点,但对心电的干扰较大。而脚踏车运动试验相对安全,对心电干扰较小。不过其对受检者身高有要求,同时需要受检者克服下肢酸疼,主动配合。故在儿童中往往因为不能坚持而达不到试验要求的目标心率。因每种试验方式都有其各自的优缺点,在实际工作中具体选择哪种运动方式还需要医生根据实验的目的、被试者病史及既往史、运动器官功能状况等具体决定。

(孙景辉)

98. 进行运动负荷试验时终止运动的指征是什么?

(1)仪器、设备出现故障。

(2)运动过程中已达到检查的目的。

(3)运动过程中当受检者出现以下不适症状或体征时,应酌情考虑停止检查:①随着运动量的增加,心率不增加甚至下降,同时出现呼吸急促或困难、胸闷、胸痛、心绞痛、极度疲劳、恶心、面色苍白、出冷汗、眩晕等临床表现;②随着运动量的增加,血压下降[低于安静时收缩压和(或)舒张压]或过度升高(收缩压>180mmHg或舒张压>120mmHg),同时出现呼吸急促或困难、胸闷、胸痛、心绞痛、极度疲劳、恶心、面色苍白、出冷汗、眩晕等临床表现;③心电图显示ST段水平、下斜型压低>3mm或上升>1mm;④随着运动量的增加,血氧饱和度下降至90%或较静息状态降低超过10%,同时出现呼吸急促或困难、胸闷、胸痛、心绞痛、极度疲劳、恶心、面色苍白、出冷汗、眩晕等临床表现。⑤出现心律失常,如异位心动过速,频发多源或成对出现期前收缩,心房扑动,心房纤颤,心室扑动或心室纤颤等;⑥出现心脏传导阻滞,二度以上房室传导阻滞或窦房阻滞,完全性窦房传导阻滞;⑦受检者因为各种因素要求终止检查。

（孙景辉）

99. 运动负荷试验过程中出现阳性反应怎么处理？

虽然运动负荷试验比较安全,但实验过程中患儿也可能出现相应的不适症状,故试验室内应备有氧气,急救药品和急救设备,以备不时之需。运动负荷试验中可能出现的阳性反应如下:

（1）心脏骤停:给予心肺复苏,即保持呼吸道畅通、维持呼吸,保证心脏跳动。

（2）阵发性室上性心动过速:颈动脉窦按摩,在医生指导下应用抗心律失常药物。

（3）室性心动过速:休息,吸氧,在医生指导下应用抗心律失常药物。

（4）心室纤颤:使用除颤器,进行心脏按压。

（5）心动过缓:阿托品或异丙肾上腺素等药物,需在医生指导下进行。

（6）Ⅰ~Ⅱ度房室传导阻滞:休息,吸氧,心室率低于40次/分时用阿托品或异丙肾上腺素。

（7）低血压:平卧位休息。

（8）心绞痛发作:休息,舌下含硝酸甘油类药物。

（9）疲劳或呼吸困难:休息,必要时吸氧。

（10）运动后迟发性晕厥或低血压:平卧位或头低足高位,必要时赴医院进行治疗。

（孙景辉）

100. 运动负荷试验安全吗？

运动负荷试验主要通过逐渐加大运动强度,观察机体需氧量逐渐增加时的各种反应,如呼吸、血压、心率、临床症状和体征等,从而判断受试者在不同运动负荷下心、肺、骨骼肌等的储备功能,以及评价机体对运动的耐受能力。运动负荷试验本身引起的并发症较少,且随着其在儿童中的广泛应用,积累了丰富的经验,操作过程越来越完善,故本项检查非常安全。试验前医生应充分认识该项检查的适应证、禁忌证,根据受试者的具体情况决定是否实施该项检查。若受试者满足试验条件应向其家属交代运动试验的方法、目的以及注意事项,取得合作。同时,为应对试验中可能出现的紧急情况,在试验室内应备有氧气,急救药品和设备等急救措施。试验中密切观察受试者的变化,当受试者出现阳性反应时应给予及时处理,如果出现终止运动的指征应果断停止该试验;试验结束时,应嘱受试者逐步降低运动负荷,使其逐渐恢复到静息状态。

（孙景辉）

101. 运动负荷试验对于心肌炎的诊断有何意义?

心肌炎由于轻重不同,其表现也不尽相同,轻者可以没有明显异常表现,难以诊断。运动负荷试验通过增加运动负荷量,观察受检者运动耐受时间、氧耗量、心率及血压的变化情况,评估心脏的做功能力,从而发现心功能的细微改变,帮助做出心肌炎的明确诊断。此外,心肌炎预后以及是否可以从事体育运动也是家长和老师关心的问题之一。通过运动负荷试验,判断儿童运动时心脏做功能力是否正常,从而指导病后的康复计划及注意事项。

（孙景辉）

102. 运动负荷试验有并发症吗?

运动负荷试验是通过进行某种运动增加心脏负荷,并观察受试者在该过程中所出现的各种变化,从而了解心脏对运动的耐受能力。运动负荷试验运动方式安全性较高,故在儿童中出现并发症非常少见。主要的并发症包括胸痛、头晕、晕厥,诱发或加重心律失常等。

（孙景辉）

103. 既然心肌活检能够确诊心肌炎,为什么还要做其他检查?

心肌活检是确诊心肌炎的主要依据,具有重要的诊断价值。但是并非所有心肌炎患者均需要心肌活检。心肌活检是有创性检查,需使用心肌活检钳经心导管送入心室,取下一小部分心肌组织,进行病理学检测。在取心肌组织的过程中可能会进一步加重心肌的损伤,如果没有取到病变心肌组织,也有可能漏诊。只有不能确定诊断的疑难病例,才需进行心肌活检。其他的一些临床检查,如心电图、心肌酶学检查、超声心动图等对于临床诊断心肌炎具有重要价值,且不会造成患儿的痛苦和进一步的心肌损伤,因此,做这些检查十分有意义。

（肖燕燕）

104. 从患儿粪便、咽拭子或血液中分离出病毒,对诊断心肌炎有意义吗?

从患儿粪便、咽拭子或血液中分离出病毒,是诊断心肌炎的病原学参考依据。大部分儿童心肌炎多由病毒感染引起,如分离出常见的引起心肌炎的病毒,结合临床症状及化验室指标,即可考虑诊断病毒性心肌炎,并采取针对性治疗。

（肖燕燕）

105. 每次心电图检查都正常，复查时还有必要每次都做心电图检查吗？

心肌炎小孩每次复查时，医生多会进行心电图检查。病毒及其免疫复合物损伤心肌后，可能造成局部心肌疤痕或心脏传导系统受损，出现室性期前收缩、传导阻滞等改变，也可能导致炎症性心肌病的发生。因此，在随访时，通过复查心电图，了解孩子的心脏电传导系统情况，及时发现有无恢复、加重或退行性改变。

（何学华）

106. 为什么每次复查心肌酶，结果时高时低？

心肌炎患儿复查心肌酶，主要是了解心肌细胞损伤的情况，观察有无恢复或进展。但心肌酶指标的高低，取决于下面几个因素：①感染的病程：急性期一般会有增高，恢复期基本正常；②病情是否迁延、反复：心肌炎迁延期或反复发作，可导致心肌酶反复升高；③实验室误差：对于实验室的误差，医师一般会结合患儿的病情、同时间段其他孩子的检测结果进行对比等方法，判断是否有实验室误差。

（何学华）

七、心肌炎的诊断

107. 确诊心肌炎的依据是什么？

临床诊断依据：

（1）心功能不全、心源性休克或心脑综合征。

（2）心脏扩大（X线、超声心动图检查具有表现之一）。

（3）心电图改变：以R波为主的2个或2个以上主要导联（Ⅰ、Ⅱ、aVF、V5）的ST-T改变持续4天以上伴动态变化，窦房传导阻滞、房室传导阻滞、完全性右或左束支阻滞，成联律、多形、多源、成对或并行性期前收缩，非房室结及房室折返引起的异位性心动过速，低电压（新生儿除外）及异常Q波。

（4）CK-MB升高或心肌肌钙蛋白（cTnI或cTnT）阳性。

具备临床诊断依据2项，可临床诊断为心肌炎。发病同时或发病前1~3周有病毒感染的证据支持诊断者。

（王晓宁）

108. 确诊病毒性心肌炎的依据是什么？

当患者诊断为心肌炎后，根据以下病原学诊断依据可以诊断为病毒性心肌炎：

（1）确诊指标：自患儿心内膜、心肌、心包（活检、病理）或心包穿刺液检查，发现以下之一者可确诊心肌炎由病毒引起。①分离到病毒；②用病毒核酸探针查到病毒核酸；③特异性病毒抗体阳性。

（2）参考依据：有以下之一者结合临床表现可考虑心肌炎系病毒引起。①自患儿粪便、咽拭子或血液中分离到病毒，且恢复期血清同型抗体滴度较第一份血清升高或降低4倍以上；②病程早期患儿血中特异性IgM抗体阳性；③用病毒核酸探针自患儿血中查到病毒核酸。

同时具备病原学依据之一者诊断为病毒性心肌炎，在发生心肌炎同时,身体其他系统如有明显的病毒感染,结合病史,临床上应该考虑心肌炎因病毒感染引起。

（王晓宁）

109. 有没有疑似心肌炎这一诊断？

在 1999 年的昆明会议上,专家们制定了心肌炎的临床诊断依据、诊断病毒性心肌炎的确诊指标及参考依据。为了防止在临床工作中将心肌炎诊断扩大化,未提出疑似心肌炎的概念,所以目前没有疑似心肌炎这一诊断。但需要指出的是在国外有作者使用疑似心肌炎的诊断。

（庹虎）

110. 心肌炎可能会被误诊为哪些疾病？

（1）风湿性心肌炎:风湿性心肌炎多见于 5 岁以后的学龄前和学龄期儿童,有前驱感染史,除心肌损害外,病变常累及心包和心内膜,临床有发热,关节肿痛,环形红斑和皮下小结,抗链"O"增高,咽拭子培养 A 族链球菌生长,血沉增快,心电图可出现 I 度房室传导阻滞。

（2）β 受体功能亢进症:β 受体功能亢进症多见于 6~14 岁学龄女童,疾病的发作和加重常与情绪变化和精神紧张有关,症状多样性,但都类似于交感神经兴奋性增高的表现,心电图有 T 波低平倒置和 S-T 改变,普萘洛尔试验阳性,多巴酚丁胺负荷超声心动图试验心脏 β 受体功能亢进。

（3）先天性房室传导阻滞:多为 Ⅲ 度房室传导阻滞,患儿可有晕厥和 Adams-Stokes 综合征发作病史,但多数患儿耐受性好,一般无胸闷、心悸、面色苍白等,心电图提示 Ⅲ 度房室传导阻滞,QRS 波窄,房室传导阻滞无动态变化。

（4）自身免疫性疾病：自身免疫性疾病多见全身型幼年型类风湿关节炎和红斑狼疮,全身型幼年型类风湿关节炎主要临床特点为发热,关节疼痛,淋巴结和肝脾肿大,充血性皮疹,血沉增快,C反应蛋白增高,白细胞增多,贫血及相关脏器的损害,累及心脏可有心肌酶谱增高,心电图异常,对抗生素治疗无效而对激素和阿司匹林等药物治疗有效,红斑狼疮多见于学龄女童,可有发热,皮疹,血白细胞、红细胞和血小板减低,血中可查找到狼疮细胞,抗核抗体阳性。

（王晓宁）

111. 目前采用的心肌炎诊断标准具有哪些优缺点？

临床诊断标准的优点：目前病毒性心肌炎诊断标准,符合中国国情,患者容易接受,主要依据于临床表现以及常用的实验室化验和检查。存在的缺点：病毒性心肌炎的诊断在无病原学或组织学依据时主要依靠综合临床资料,缺乏特异性方法,故需认真排除其他心脏疾病。心内膜活检被认为是证实心肌炎临床诊断的金标准,但是该实验敏感性低并且需要进行侵入性心导管术,有心脏穿孔的风险,尤其对于年龄较小的儿童和正在应用正性肌力药物的患儿。

（孙燕）

112. 什么是慢性心肌炎？

心肌炎的病程一般分为三期,急性期、迁延期和慢性期。慢性心肌炎指进行性心脏增大,反复心力衰竭或心律失常,病情时轻时重,病程在1年以上者。

（武育蓉）

113. 什么是迁延性心肌炎？

心肌炎的病程一般分为三期，急性期、迁延期和慢性期。迁延性心肌炎指临床症状反复出现，客观检查指标（心电图、超声心动图、心肌酶谱等）迁延不愈，病程多在半年以上者。

（武育蓉）

114. 心肌炎有确诊的金标准吗？

目前公认的确诊心肌炎的金标准是心内膜心肌活检。心内膜心肌活检要在儿科临床实施困难重重，首先它是一个有创检查，家长难以接受；其次是即使熟练掌握了心导管技术，在取材过程中也存在着心肌损伤及心脏穿孔的风险；最后心内膜心肌活检假阴性率高，易于漏诊。

（庹虎）

115. 孩子仅有心肌酶谱的增高能诊断病毒性心肌炎吗？

不能。心肌细胞受损后，相关的蛋白和酶释入血液循环，即为心肌损伤标志物，包括心肌酶谱及其同工酶、心肌特异性蛋白、利钠肽（BNP）及 NT-pro BNP 等。心肌酶谱及其同工酶在临床上常用，包括天门冬氨酸氨基转移酶（AST），肌酸激酶（CK），乳酸脱氢酶（LDH）等，AST、CK、LDH 特异性有限。CK 由两个亚基组成，其同工酶包括 CK-BB、CK-MB 及 CK-MM，既往多通过检测 CK-MB 及 CK-BB/CK 比值来判断心肌损伤，但由于特异性较差、窗口期较短，其临床价值有限。心肌特异性蛋白 cTn 是心肌结构蛋白，具有特异性高、敏感性高、窗口期长的特点，是诊断心肌炎的重要标志物。cTn 分为 cTnI、cTnT

及 cTnC,心肌细胞损伤早期,cTnI 及 cTnT 释放入血,窗口期为1~3周。

一些新型标志物已逐渐应用于临床,如心型脂肪酸结合蛋白（H-FABP）及基质细胞衍生因子 -1（SDF-1）等,这将更有助于病毒性心肌炎的早期诊断。心肌损伤标志物检测是诊断病毒性心肌炎的重要依据,但要诊断病毒性心肌炎还要有其他临床依据及相关实验室检查,严格按照病毒性心肌炎的诊断标准进行诊治。

（周彬）

116. 心电图示窦性心动过速能作为病毒性心肌炎的诊断依据吗？

不能。窦性心动过速是指冲动起源于窦房结,心率超过不同年龄段的正常上限,窦性心动过速开始和终止时,其心率是逐渐增快和逐渐减慢,是较常见的心律失常。儿童自主神经中交感神经占优势,容易发生窦性心动过速,生理状态下多见于活动、哭闹后,病理状态下多见于发热、贫血、休克、β- 受体功能亢进症、心力衰竭、先天性心脏病、甲状腺功能亢进等,亦可见于病毒性心肌炎,当患儿出现发热、心功能不全时可出现窦性心动过速。窦性心动过速的心电图表现没有特异性,不能作为病毒性心肌炎的诊断依据。病毒性心肌炎的心电图改变多为:持续 4 天以上伴动态变化的 ST-T 改变;各种传导阻滞;成联律、多型、多源、成对的期前收缩;非房室结及房室折返引起的异位性心动过速;异常 Q 波。

（周彬）

117. 心电图示 ST-T 波异常都能作为病毒性心肌炎的诊断依据吗？

不一定。ST-T 波异常是一种常见的心电图变化,多种生理因素、病理因素、心脏病变及非心脏病变均可以导致。ST-T 波代表心肌复极阶段的电位变化,是复极波。ST-T 波包含 ST 段和 T 波两部分,自 QRS 波群的终点(J 点)至 T 波起点的一段水平线称为 ST 段,ST 段形态改变包括 ST 抬高、压低、延长和缩短,T 波代表心室的复极波,T 波改变包括 T 波低平、平坦,增高、倒置或双向等。ST-T 波改变是指 ST 段移位并伴有 T 波改变,判定 ST-T 波异常要重点关注 ST 段偏移程度、ST 段形态以及 ST 段之后的 T 波形态变化。ST-T 波异常的器质性病因主要有病毒性心肌炎、心包炎、心肌病、先天性心脏病、川崎病冠状动脉病变致心肌缺血;功能性病因常为自主神经功能紊乱所致或正常变异。病毒性心肌炎是导致器质性 ST-T 波异常的心脏病变,较为常见,但缺乏特异性,仅有 ST-T 波改变不能确认一定有心肌损害,还要结合肌钙蛋白、超声心动图等其他检查结果综合分析,方能做出正确的诊断。对病毒性心肌炎具有诊断价值的心电图改变是持续 4 天以上伴动态变化的 ST-T 波改变。另外,部分病毒性心肌炎恢复期心室肌发生纤维化,可导致患儿长期存在 ST-T 波的改变。

(周彬)

八、儿童心肌炎的鉴别诊断

118. 心肌炎和心肌病如何鉴别？治疗有区别吗？

心肌炎是指因感染或其他原因引起的弥漫性或局限性心肌间质的炎性细胞浸润和心肌纤维坏死或退行性变。主要病原是病毒，其他如细菌、支原体及真菌等皆可致病。临床表现轻重不一，部分患者起病隐匿，有乏力、活动受限、心悸胸痛等症状，少数重症患者可发生心力衰竭并发严重心律失常、心源性休克，甚至猝死。根据患者的临床表现，完善辅助检查，具有明确病原学诊断依据，可以明确诊断。

心肌病是除外先天性心脏病、瓣膜病、肺血管病及高血压等所致的心肌结构和（或）功能的异常。其病因一般与病毒感染、自身免疫反应、遗传、药物中毒和代谢异常等有关。其类型主要包括扩张型心肌病、肥厚型心肌病、限制型心肌病、致心律失常性右室心肌病等。病程进展缓慢、隐匿，其临床表现多为心脏扩大、心律失常、栓塞及心力衰竭等。超声心动图检查是主要的诊断手段。

治疗上，两者均需要休息，药物改善心肌营养、抗心力衰竭及抗心律失常等治疗。绝大多数心肌炎的预后良好，只要治疗得当，不会遗留任何后遗症。而心肌病予以积极治疗，一段时间内症状可有改善，但无法阻止病情的进行性发展，未能改变长期的临床预后，采用心脏移植是治疗各类心肌病的最终方法。

（庞玉生）

119. 病毒性心肌炎和感染性心肌炎有何区别？

心肌炎是指心肌局灶性或弥漫性炎性病变，其特征改变为间质炎性细胞浸润以及心肌细胞的变性和坏死，炎症可以累及心肌细胞、间质组织、血管及心包。心肌炎可由多种病因引起，感染性心肌炎最常见，其中最常见的病原为病毒，其中柯萨奇病毒更常见，其他如细菌、支原体、寄生虫、真菌、衣原体等病原的感染也可导致心肌炎。此

外,免疫介导性疾病、中毒和过敏等因素也可引起心肌炎。病毒引起
的心肌炎称病毒性心肌炎,也是最常见的心肌炎。

（熊振宇）

120. 体检发现心律不齐,心电图示窦性心律不齐,要不要紧?

正常人的心律是窦性心律,窦性心律不齐是一种常见的心律失
常。由于儿童的生理功能不健全、自主神经不稳定,以及心脏传导系
统发育不完全,更易发生心律不齐。窦性心律不齐,如果没有心悸、
胸闷的症状则不需要治疗,平时正常饮食,适当体育锻炼就可以了。
而心电图有心律不齐,伴有一些症状,如头晕、胸闷、心悸等,需了解
是否有潜伏的心脏病,或其他疾病,必要时完善相关检查,比如超声
心动图、24 小时动态心电图检查等,以便进一步治疗。

（庞玉生）

121. 只有心电图改变或 CK-MB、cTNI 的检测值升高,是诊断"疑似心肌炎"还是诊断"心肌损害"?

病毒性心肌炎在儿科很常见,但临床上缺乏特异性的诊断方法,
主要依靠综合临床资料,并排除其他疾病。目前国际上没有统一的
诊断标准。1999 年我国制定的病毒性心肌炎诊断标准(修订草案)
中指出,诊断心肌炎的主要临床依据为:①心功能不全、心源性休克
或心脑综合征;②心脏扩大(X 线、超声心动图检查具有表现之一);
③心电图改变:以 R 波为主的两个或两个以上主要导联(Ⅰ、Ⅱ、
aVF、V5)的 ST-T 改变持续 4 天以上伴动态变化,窦房传导阻滞,房
室传导阻滞,完全性右或左束支传导阻滞,成联律、多形、多源、成对
或并行期前收缩,非房室结及房室折返引起的异位性心动过速,低电

压（新生儿除外）及异常 Q 波；④ CK-MB 升高或心肌肌钙蛋白（cTnI 或 cTnT）阳性。如具备临床诊断依据两项，可做心肌炎临床诊断，取消了疑似心肌炎的诊断名称，但临床上常会遇见只有心电图改变或 CK-MB、cTNI 的检测值升高，心肌损害客观存在，但目前又无这一诊断。另外，需要指出的是，目前国内实验室应用最多的免疫抑制法检测血清 CK-MB 活性，检测试剂盒所提供的正常参考区间并未区分不同年龄段，统一为 0~24U/L。有作者曾对 5 个月 ~13 岁不同年龄健康儿童血清 CK-MB 活性进行检测后发现，健康儿童血清 CK-MB 含量为 34.97 ± 10.64U/L，而同时检测健康成人血清 CK-MB 含量为 16.05 ± 7.13U/L，显然提供的正常参考区间更适合成人，所以儿童单凭 CK-MB 活性轻度升高而诊断心肌损害需慎重。

（熊振宇）

122. 上呼吸道感染查血心肌酶指标偏高是不是心肌炎？

感染、中毒、结缔组织疾病等因素都可以引起心肌损害。心肌酶指标谷草转氨酶（AST）、乳酸脱氢酶（LDH）、肌酸激酶同功酶（CK-MB）、心肌肌钙蛋白（cTn）在一定程度上反映心肌受损的情况。患心肌炎时心肌酶会升高，上呼吸道感染也会引起心肌损伤导致心肌酶升高。但心肌酶升高并不是诊断心肌炎的唯一依据。患心肌炎时，除了心肌酶升高，还会表现为心律失常，以期前收缩最常见，其次为房室传导阻滞，与体温不成比例的持续性心动过速，第一心音减低，心尖区可闻及收缩期吹风样杂音，严重者出现奔马律、心脏扩大、心力衰竭、心源性休克、阿斯综合征，甚至猝死。上呼吸道感染后查心肌酶偏高，还需结合心脏 X 线、超声心动图、心电图等相关检查以及孩子的临床表现，综合判断。

（邹润梅　王成）

123. 我的孩子学校体检发现心律不齐，心电图说是室性期前收缩，孩子没有什么不舒服，请问是心肌炎吗？

结合孩子体检及心电图改变，考虑有室性期前收缩。对于室性期前收缩，是否出现症状，与室早的发生时机、病程、起源部位及多少、基础疾病、心功能状态、是否应用药物及药物应用情况等有一定的关系，因此不一定每一个室性期前收缩的孩子都一定有症状。对于发生了心肌炎的孩子，尤其是急性期，临床常有各种心电图的改变，其中有一部分就可表现为室性期前收缩，但具体到个体而言，尤其是要确立一个孩子是否有心肌炎，临床一定还要结合其他的临床证据和心肌炎的诊断标准。

（何学华）

124. 孩子心肌酶异常，医生说是心肌损害？心肌损害是心肌炎吗？需要治疗多长时间？

常见的心肌酶检测一般包括肌酸激酶（CK）、肌酸激酶同工酶（CK-MB），心肌酶升高可见于多种情况，如呼吸道、消化道感染、心肌炎症、肌肉疾病等。其中 CK-MB 主要来自于损伤的心肌细胞，具有心肌特异性。CK 以及 CK-MB 同时升高且 CK-MB 超过 CK 的 5% 时提示有心肌损害。

但是心肌损害不一定是心肌炎。轻症的呼吸道和消化道感染导致的心肌酶升高持续时间短，往往在感染控制后一周左右降至正常。肌肉疾病的心肌酶升高以 CK 明显升高为主。

而心肌炎的诊断除了心肌酶升高之外，还可伴有心律失常、心功能不全、心源性休克等临床症状体征，以及心电图、超声心动图等检查的异常，另外还可同时检测心肌特异性更强的指标肌钙蛋白以助诊断。应按照儿童心肌炎诊断标准进行诊断，不能将非特异心肌酶的升高诊为心肌炎,造成心肌炎诊断过滥。

呼吸道、消化道感染引起的心肌酶升高以治疗原发病为主,并注意休息,预防心肌炎的发生。确诊心肌炎者需要应用保护心肌、营养支持等治疗,直至心肌酶谱降至正常,一般需要 1~2 月。

（武育蓉）

125. 心电图显示 T 波改变,是心肌炎吗? 能参加活动吗?

部分小儿心肌炎心电图可出现 ST-T 波的改变。以 R 波为主的 2 个或 2 个以上主要导联的 ST-T 改变持续 4 天以上且成动态变化对于小儿心肌炎具有诊断意义。

但在这里需要指出,因小儿心电图具有明显的年龄特点,故在判断 ST-T 波改变是否具有病理意义时不能完全按照成人的标准,否则会发生错误。小儿心电图 T 波具有显著的年龄性特征,III、aVL 导联的 T 波正常时就可呈现低平、双向或倒置状态,12 岁以前 V_1 导联 T 波多倒置,甚至 V_2、V_3 导联 T 波也可呈倒置或双向,而 I、II、aVF、V_5、V_6 导联 T 波正常时应呈直立。

有些临床医生不太了解小儿正常心电图的这些特点,易把本来属于正常的现象误认为异常,把 III、aVL、V_1 导联 T 波低平、双向或倒置认为是心肌受累的征象,并误认为是诊断心肌炎的依据。另外,ST-T 波改变还可见于其他疾病,如 β- 受体过敏综合征,做普萘洛尔试验可资鉴别。

因此,T 波改变不一定就是心肌炎,要结合其他表现和检查进行确诊。仅有心电图 T 波改变的患儿不需要限制活动。

（武育蓉）

126. 心肌炎和体位性心动过速综合征怎样鉴别?

（1）起病年龄:急性心肌炎可发生在任何年龄段儿童,而体位性心动过速综合征多见于年长儿。

（2）诱因不同：急性心肌炎多与感染相关，体位性心动过速综合征多与周围环境改变相关，如情绪紧张、持续站立或闷热环境等。

（3）临床表现：心肌炎表现为心功能不全、心脏扩大、心电图改变、心肌酶升高，体位性心动过速综合征主要症状为起立后头晕或眩晕、晕厥、胸闷、面色改变、视物模糊、头痛等，多数还伴有消化道症状如恶心、呕吐等。

（4）辅助检查：急性心肌炎患儿可出现心肌酶升高、X线或超声心动图示心脏扩大、心电图异常，而体位性心动过速综合征患儿主要表现为直立试验或直立倾斜试验阳性。

（孙燕）

2

九、儿童心肌炎的治疗

127. 小儿心肌炎该如何治疗？

小儿病毒性心肌炎目前尚无特效治疗方法，一般多采取综合性治疗措施。

（一）一般治疗

卧床休息；急性期卧床休息 1~3 个月，视病情轻重酌情调整。心脏增大并发心力衰竭者卧床休息至少 3~6 个月，至心力衰竭控制稳定、心脏检查明显好转心脏缩小后，再逐步开始活动。

（二）增强心肌营养改善心肌代谢

（1）大剂量维生素 C 静脉输注，每日一次，疗程 2~4 周。

（2）1,6- 二磷酸果糖，静脉点滴，每日一次，疗程 2~4 周。

（3）磷酸肌酸钠注射液，静脉点滴，每日一次，疗程 2~4 周。

（4）果糖二磷酸钠口服液口服。

（5）辅酶 Q10 口服，连用 3 月以上。

（6）左旋肉碱口服。

（三）合并心力衰竭及心源性休克的处理

对并发心力衰竭及心源性休克者必须及时予以积极的处理。处理原则与一般心力衰竭及心源性休克相似，包括洋地黄的应用、血管扩张药、磷酸二酯酶抑制剂、利尿药及扩容纠正酸中毒等，但在洋地黄应用时应注意在心肌炎急性期，心肌对洋地黄敏感，易出现毒性反应，应避免快饱和，用药剂量也应适当减少。

（四）心律失常的治疗

心律失常必须积极治疗。室上性心动过速洋地黄治疗有效，室性心动过速可用利多卡因或胺碘酮静滴。如室性心律失常虽经积极治疗仍快速进展至心室纤颤（这种情况在小婴儿更易发生）应即刻予以直流电复律。如发生完全性房室传导阻滞，应安置心内膜起搏器。

（五）危重患儿可短期应用皮质类固醇激素泼尼松或甲泼尼龙、地塞米松等

（六）免疫调节剂

静脉注射免疫球蛋白、干扰素、胸腺素。

（七）中西医结合治疗

黄芪口服液等。

（八）其他治疗

（1）左心室辅助装置。

（2）体外膜肺氧合治疗：必要时，这些装置可挽救患儿生命。

（3）心脏移植：重症难治病例可作为最后治疗手段。

（李艳）

128. 小儿心肌炎治疗效果怎样？对于心肌炎的治疗有特效药吗？

多数患儿治疗效果及预后良好，经数周、数月甚至迁延数年渐痊愈。少数暴发性心肌炎治疗效果欠佳，病情呈暴发起病，因心源性休克、急性心力衰竭或严重心律失常于数小时或数天内死亡。个别病例因严重心律失常猝死。有的呈迁延过程，遗留不同程度左室功能障碍，其中有的仅有超声心动图或心电图改变，并无临床症状，少数病例则因心力衰竭迁延不愈导致死亡。治疗效果及预后主要取决于心肌病变的严重程度，并与以下因素有关：

（1）感染病毒的类型。

（2）患儿年龄：新生儿发病死亡率最高。

（3）病情反复发作者疗效及预后差。

（4）左室射血分数明显下降者治疗效果及预后差。

（5）并发室性心动过速者治疗效果较差，预后不良。

目前治疗尚无特效药物。

（李艳）

129. 得了心肌炎，需要卧床休息吗？

在动物实验研究中，被迫强制运动的急性期心肌炎小鼠往往呈现更加严重的心脏病变，心肌中病毒复制更加显著，与没有接受强制运动的心肌炎小鼠相比，死亡率更高。在体育界心肌炎是排名在肥厚性心肌病和冠状动脉异常之后，导致竞技运动员死亡的第三位最常见的心血管原因。因此，得了心肌炎，必须要卧床休息，以减少心肌损伤并促进临床痊愈。休息是治疗心肌炎的基本措施。发现心肌炎症状 6 个月内，患儿应当卧床休息，避免剧烈活动，在恢复活动前应该进行评估，结果正常后方可进行活动。

（张曦）

130. 得了心肌炎，什么运动可以做，什么运动不能做？

在心肌炎急性期，有症状以及化验指标异常时，应强调休息，减轻心脏负荷，不建议做体育运动。待心肌炎痊愈，经医生的充分评估，各项化验指标正常后，方可逐步恢复体育运动。由轻度体育活动如慢走开始，逐渐过渡到中等程度体育活动，如跑步、游泳，然后再过渡到剧烈运动。在恢复正常活动的过程中，需随时监测病情。有心脏扩大并有心功能不全者，应严格控制活动，绝对卧床休息，直至心肌病变停止发展，心脏形态恢复正常，才能逐步增加活动量。迁延期和慢性期心肌炎患者，需长期避免剧烈运动。

（肖燕燕）

131. 心肌炎多长时间能恢复？

心肌炎的恢复时间长短不等，取决于病情轻重程度。少数病例呈暴发过程,因心源性休克、心力衰竭或严重心律紊乱于数小时内死亡;急性病例自然病程多在数周或者数月,6个月以内完全恢复;有的呈迁延发病过程,遗留不同程度左心功能障碍,或者只有超声心动图或者心电图改变,有或者无临床症状,多在1年以上慢慢恢复;有的呈慢性过程,病情反复,进行性心脏扩大或反复心力衰竭,病情加重甚至死亡,病程多在1年以上。

（熊梅）

132. 什么情况下期前收缩需要治疗？

部分病毒性心肌炎患儿病程中可出现期前收缩表现,一般认为早搏次数不多,无自觉症状,或早搏虽频发或联律性,但形态一致,活动后减少或消失无需用药治疗。对有器质性心脏病基础且出现早搏或有心悸或胸闷等自觉症状、心电图上呈多源者则需要选择抗心律失常药物。房性早搏或交界性早搏可应用普罗帕酮或普萘洛尔等β受体拮抗剂,若无效可改为洋地黄。室性早搏可选用利多卡因、美西律等。但是这些药物的选择还需要到医院由医生决定。同时应积极治疗原发病。

（孙燕）

133. 什么情况下需要应用丙种球蛋白治疗心肌炎？

丙种球蛋白是一种免疫调节剂,目前一般应用于重症急性心肌炎。小儿急性心肌炎可因病毒感染引发,心肌损伤除初期病毒直接侵入外,持久的自身免疫反应可造成随后的心肌损伤。IVIG对病毒性心肌炎的作用机制尚不清楚,可能有两方面的主要作用:①IVIG中含有针对各种病毒的抗体,可快速清除体内病毒,最大程度保护机体免受病毒直接损伤;②IVIG可阻止或改善有害的机体免疫反应,减轻心肌炎症。大剂量应用丙种免疫球蛋白,丙种免疫球蛋白中的IgG进入机体后对免疫复合物、微生物毒素及过敏原进行中和,使患者免疫功能紊乱得到快速缓解,心肌细胞炎症反应减少,合并症发生率降低,从而达到治疗急性重症病毒性心肌炎的目的。

（孙燕）

134. 静脉输注免疫球蛋白的最大剂量有限制吗?

对于重症急性心肌炎患儿静脉输注丙种球蛋白,通常单次剂量为 2g/kg,24h 静脉注射;或 400mg/(kg·d),共 3~5 天静脉输注。静脉注射大剂量免疫球蛋白,增加心室前负荷,可促使心力衰竭加重,需密切观察心衰症状是否恶化或是否出现过敏反应。

（孙燕）

135. 小儿心肌炎都需要使用肾上腺皮质激素吗?

肾上腺皮质激素具有抗炎、抗休克、抑制抗原抗体反应等作用,能减少毒素作用,减轻心肌局部渗出,增强机体应激性,能够改善心肌功能和机体的一般状况。有关肾上腺皮质激素治疗病毒性心肌炎的疗效目前存在一定的争议。目前倾向认为轻症病毒性心肌炎病例一般不主张使用,极少数重者出现急性心衰、心源性休克或急性期出现Ⅲ度房室传导阻滞等严重情况时,早期静脉使用肾上腺皮质激素,病情可能迅速好转。另外对于风湿或过敏所致的心肌炎可酌情应用。

（庞玉生）

136. 1,6- 二磷酸果糖剂量是多少？需要用多久？

1,6- 二磷酸果糖有静脉制剂及口服制剂两种剂型。静脉用药每次 100~250mg/kg，每日一次，静脉滴注疗程 10~14d。口服用药对于小于 1 岁的患儿，剂量为 0.5g/ 次，每天 2 次。1 岁以上的患儿 1~2g/ 次，每天 2~3 次。口服两周为一疗程，可根据临床好转情况酌情调整，具体疗程需遵医嘱。

（徐文瑞）

137. 1,6- 二磷酸果糖会导致肥胖吗？

1,6- 二磷酸果糖是细胞内糖代谢的中间产物，但不要因为名字中含有"果糖"就觉得会导致肥胖，其实并不是这样的。1,6- 二磷酸果糖可以调节糖代谢、脂肪代谢以及核苷酸代谢过程。最终效应为促进糖酵解，增加糖利用，改善能量代谢，从而达到营养心肌细胞的作用，并不会导致肥胖。

（徐文瑞）

138. 磷酸肌酸钠的剂量是多少？需要用多久？

磷酸肌酸钠具有高效供能的作用，具有改善心肌细胞代谢与保护心肌的功能。用法用量：0.5~1.0g/ 次，采取静脉滴注给药，1次/天，连用 2 周。磷酸肌酸钠用于治疗急性病毒性心肌炎，是其作为一种能量的缓冲剂及组织内的能量载体，可为机体提供大量的腺苷三磷酸，有效维持体内 ATP 水平，具有抗过氧化的作用，稳定细胞膜，减少细胞损伤，有利于心肌收缩力的恢复并维持正常心率，改善心肌细胞代谢功能,对受损心肌有较好的保护作用。

(孙燕)

139. 心肌炎合并心力衰竭时应用正性肌力药物要注意什么?

正性肌力药即对心脏有正性肌力作用的药物。其主要作用机制为增强心肌收缩力,提高心输出量。

儿科临床常用的正性肌力作用药物包括 β- 受体激动剂(多巴胺和多巴酚丁胺)、磷酸二酯酶(PDE)Ⅲ抑制剂(氨力农和米力农)和 Na^+/K^+-ATP 酶抑制剂(强心苷正性肌力药,主要为洋地黄类,包括地高辛、去乙酰毛花苷(西地兰)等)。

心肌炎合并心力衰竭应用正性肌力药物时应注意以下几点:

(1)快速作用的正性肌力药物,如多巴胺或多巴酚丁胺。对于重症病人为首选药物,可增强心肌收缩力,增加心排血量,提高血压,常用多巴胺 5μg/(kg·min)静脉滴注,合并肺动脉高压者可静脉滴注多巴酚丁胺,一般剂量为 5~10μg/(kg·min)。

(2)慎用洋地黄类药物。洋地黄类在一般治疗剂量下,可抑制心脏传导系统,还可直接兴奋迷走神经系统,此类药物安全范围小,治疗剂量接近中毒剂量的 60%,有炎症的心肌又对洋地黄非常敏感,暴发性心肌炎急性期 24 小时内使用可产生致死性心律失常如室性心动过速、心室纤颤等,故尽量不用。必须应用时一般用中效洋地黄制剂如地高辛,可静脉应用,也可口服,一般仅用常规剂量的 1/2~2/3,且应用早期需监测症状、血药浓度及心电图变化,并注意补充氯化钾,以避免洋地黄中毒。如果出现严重的心律失常或其他洋地黄中毒的征象如恶心、呕吐、幻视、幻听等则停用。

(3)米力农一般用于法洛四联症术后心功能不全、低心排、心率慢患儿,剂量为 25~50μg/(kg·min),一般用药不超过 72 小时,心肌炎患儿不首选此药;氨力农因副作用大,几乎不用。

（4）密切严密观察心率、血压、电解质等变化,预防电解质紊乱,低血钾时容易出现洋地黄中毒。

（5）密切注意不良反应,用药后少数病人可有血小板减少和肝功损害,故需要定期观察血小板及肝肾功能。

（庄建新）

140. 心肌炎的治疗可以用免疫抑制剂吗?

心肌炎一般病例及轻型病例不主张应用免疫抑制剂(如肾上腺皮质激素、环孢素)等,对重症心肌炎合并心源性休克、心功能不全、心脏明显扩大、严重心律失常(高度或Ⅲ度房室传导阻滞、室性心动过速)等或心肌活检证实为慢性自身免疫性心肌炎症反应者可应用免疫抑制剂,一般应早期、足量应用,有抗炎、抗休克作用,可提高抢救成功率。可静脉应用地塞米松[0.2~0.5mg/(kg·d)]、甲泼尼龙[冲击疗法 10~20mg/(kg·d)×3d,或一般疗法 2~4mg/(kg·d)×7d],病情缓解后改为泼尼松口服,1~2mg/(kg·d),分 2~3 次口服,1~2 周后逐渐减量,一般用 6~8 周,同时补充维生素 D 和钙剂,以防出现骨质疏松或低钙抽搐。

（庄建新）

141. 心肌炎活动期是否可以应用抗生素预防链球菌感染?

因链球菌外膜中的 M 蛋白和心肌细胞有相似抗原性,感染链球菌后可致心肌免疫反应,故心肌炎活动期可静脉滴注青霉素(青霉素过敏者选用头孢类或其他类抗生素)以清除体内潜在的感染病灶,防止心肌炎复发或转为慢性心肌炎或心肌病,一般疗程 10~14d。

（庄建新）

142. 心肌炎可以应用中医进行治疗吗？有哪些方式？

　　心肌炎是指心肌中有局限性或弥漫性的急性、亚急性或慢性炎性病变,属中医"心悸""怔忡""胸痹""虚劳""猝死"等范畴。研究表明中医药治疗小儿病毒性心肌炎较单纯西医常规治疗更安全有效,突出了中医个体化的优势,多从痰热毒瘀、阴阳气血的角度出发,予清热解毒、清热化痰、活血化瘀、益气养阴、回阳固脱等疗法,临床获效颇佳。中医治疗心肌炎包括中成药、分型治疗、分期治疗、自拟方加减治疗、基础方加减治疗、中西医结合治疗等。中成药中参麦注射液、黄芪注射液、藿胆片、玉丹荣心丸等对于心肌炎有效。单味药的研究多集中在黄芪、丹参等,未来应多开发新药,充分发挥中医药的优势。

（武育蓉）

143. 如何应用中医辨证施治的方式治疗心肌炎？

　　应用中医辨证施治的方式,可以将心肌炎分型和分期救治。
　　（1）分型论治:将此病分为 5 个症型,不同症型采用不同辨症施治。
　　有作者将小儿病毒性心肌炎的临床治疗方法归为 3 种。
　　1）清热解毒法:用于疫毒不解,内侵伤心或迁延者,方用清心解毒汤。该方为陈氏经验方,由金银花、连翘、野菊花、板蓝根、栀子、生地黄、玄参、赤芍、黄连、黄芪、甘草组成。
　　2）益气养阴法:用于气阴两伤型,临床常用方药为陈氏经验方养心复脉饮(沙参、麦冬、黄芪、玉竹、黄连、丹参、桂枝、赤芍、五味子、炙甘草)和心复康合剂(丹参、玉竹、五味子、板蓝根、山楂、降香、炙甘草)。
　　3）化瘀通脉法:用于心脉瘀阻、阴血亏虚型,临床常用陈氏经验方通脉逐瘀汤(黄芪、丹参、赤芍、桂枝、生地黄、当归、枳壳、柴胡、降香、瓜蒌、甘草)和通脉合剂(当归、姜黄、赤芍、三七、山楂、降香)。

有学者将此病分为 3 型,分型治法如下。

1)热毒侵心,心阴虚证,治法为清热解毒、益气养心,方用银翘散与参麦散。

2)痰湿内阻,气滞血瘀证,治法为宽胸理气、活血化瘀,方用瓜蒌薤白半夏汤和血府逐瘀汤。

3)心脾两虚,阳气亏损证,治法为气血双补,温阳通脉,方用归脾汤合真武汤加减。

(2)分期论治:本病分急性期、恢复期和慢性期 3 期论治。

1)急性期:治以辛凉透表、芳香化湿疏表。临证常用金银花、射干、连翘、紫苏叶、葛根、板蓝根、紫苏梗、木香、苍术、藿香、茯苓、太子参、麦冬、生地黄、生甘草等。

2)恢复期:治以补气养阴为主。临床常以生脉散合炙甘草汤加减为主。

3)慢性期:治以补其不足为主,调整阴阳平衡。对气阴不足者常选用人参、黄芪、附子、白术、炙甘草、五味子、麦冬、山药等,阴血不足者常选用熟地黄、当归、麦冬、五味子、白芍、人参等。

有医生对本病进行了分期治疗,同时在各个时期分型治疗。

1)急性期:邪毒内蕴证方用银翘散加减,心阳虚脱证用参附龙牡救逆汤加减。

2)恢复期:气阴两虚证方用生脉饮和炙甘草汤加减,气虚血瘀证方用补阳还五汤加减。有研究者用自拟汤剂分期论治。1 期外感病邪,用清热解毒护心的治法,方用自拟清热护心方。2 期外邪驱除之后,治法以扶正、提高机体抵抗力为主,方用益气强心方。

(武育蓉)

144. 中医治疗心肌炎有哪些副作用?

中药药性平和,对人体无明显毒副作用,在治疗心肌炎方面疗效显著。中药疗效巩固持久,毒副反应较少。

(武育蓉)

145. 暴发性心肌炎可以采用哪些机械辅助治疗方法?

暴发性心肌炎临床少见,起病急骤,进展迅速,病情凶险,死亡率极高(25%),是一种危及生命的严重心肌感染性病变。发病年龄以学龄期儿童为主。临床主要表现为心源性休克、严重的心力衰竭、危及生命的多种心律失常等。治疗以抗心律失常和保护心肌为主。不少暴发性心肌炎需要应用多种机械辅助治疗方法。近年来,尤其是体外膜肺和左心室辅助装置的应用,明显改善了暴发性心肌炎患儿的预后。

机械辅助通气:应及时应用于充血性心力衰竭、肺水肿、呼吸窘迫、低氧血症患儿。

安装临时心脏起搏器:对于出现多种心律失常的患儿,心律失常药物治疗无效者,需根据病情及心律失常类型考虑安装临时起搏器,可以有效控制恶性心律失常的发生。这是一种简便、安全可行的方法。

体外膜肺氧合或者左心室辅助装置:对于心肌受损严重的患儿,应用体外膜肺氧合或者左心室辅助装置以维持心脏泵血功能,保证足够的循环血量,可取得良好效果。这两类装置均属于短期机械辅助设备,使用时间不超过30天。体外膜肺的优点在于能够辅助全心功能衰竭,左心室辅助装置更有利于左心功能的恢复。

(武育蓉)

146. 干细胞移植是否可以应用于心肌炎的治疗?

成熟的心肌细胞不能进行分裂,一旦受损就无法再生。骨髓中的造血干细胞主要功能是生成血细胞,亦能分化成一些其他细胞。科学家将实验鼠的骨髓细胞注入心脏受损部位,成功地使受损心肌得到部分修复,改善了心脏功能。这一技术有可能成为治疗心肌炎或心肌梗死的新疗法。科学家将进一步观察这些新细胞的功能和寿命等,并计划研究这种方法对于心肌已经损伤很久的情况是否有效。我国的科学家也已经着手进行干细胞移植治疗心肌炎的研究,相信在不久的将来能看到这一技术在心肌炎患者治疗上的运用。

（庞玉生）

147. 维生素 C 可用于心肌炎的治疗吗？为什么？

可以。维生素 C 可用于治疗急性心肌炎,剂量一般为 150~200mg/kg(最大剂量不超过 4g)静脉滴注给药,1 次 / 天,2 周为 1 疗程。维生素 C 常用口服给药。该药物是一种水溶性化合物,为抗氧化剂,是一种重要的自由基清除剂,可有效清除体内氧自由基,抑制氧自由基对脂质中多价不饱和脂肪酸的攻击,抑制炎症细胞释放超氧化物自由基,减轻对心肌细胞的破坏作用,达到减轻心肌损伤的作用。同时大剂量维生素 C 可参与体内糖代谢氧化还原过程和神经递质的合成,改善心肌能量代谢,增强机体的抵抗力,有利于患儿心肌功能的恢复。使用维生素 C 对患儿一般没有严重副作用,临床应用安全。

（孙燕）

十、儿童心肌炎的预防

148. 小儿心肌炎可以预防吗？

小儿心肌炎在某些情况下是可以预防的。病毒性心肌炎多在起病前数日或 1~3 周有前驱感染，主要表现为感冒或胃肠道症状。而病毒性上呼吸道感染往往不被人们重视。病毒性心肌炎的患儿多数是有明显的自觉症状后方来就诊。如果能够提前预防，就可以防止心肌炎的发生。

（武育蓉）

149. 怎样预防心肌炎的发生？

平时要加强户外活动，增强体质，若气候变化无常，应加倍注意儿童饮食起居，避免着凉。在上呼吸道感染急性期患儿往往食欲欠佳，此时要鼓励患儿进食清淡富含营养的食物，如：蔬菜、豆类、牛奶、海带、紫菜、水果、大枣及适量瘦肉或鸡蛋等。并在饭菜的口味、外观和种类上下功夫，如订做可口的肉丝面、鸡蛋面、小馄饨和小饺子等；禁食不易消化、辛辣、刺激性和过于甘、肥、腻等食物；婴幼儿可给予配方奶粉；少量多餐，切勿暴饮暴食，以免胃肠道负担过重，机体抵抗力下降，外感风寒，引起疾病。保证患儿每天膳食的质和量。尽量不到公共场所。易感冒、抵抗力差的儿童可经常服用增强抵抗力、预防感冒的中药，早期明确诊断，及时对症治疗。如有发热、肠炎，及时治疗。

提高家长对病毒性心肌炎的警惕性，增强体质，预防感染，及时治疗感冒、肠炎等病毒性疾病就可以有效预防心肌炎的发生。

（武育蓉）

?

十一、儿童心·肌炎的预后

150. 心肌炎引起的心律失常能不能完全治愈？

心律失常是心肌炎常见的临床表现，大多数患者在治疗原发疾病的同时给予抗心律失常药物治疗是可以控制其发作的，并且数月或者数年可逐渐痊愈。但是窦性心动过缓、QRS 增宽、超声心动图显示进展的心室运动减退、持续或波动的肌钙蛋白水平增高往往预示着接下来可能发生危及生命的心律失常，如室性心律失常虽经积极治疗仍快速进展至室性纤颤（这种情况在小婴儿更易发生）应即刻予以直流电复律。如发生完全性房室传导阻滞，应安置心内膜起搏器。因为心律失常可发生在心肌炎恢复后很长一段时间，所以心肌炎患儿康复后需长期随访。

（庹虎）

151. 小儿心肌炎能治好吗？

小儿心肌炎绝大多数能够治好，急性期只有极少数重症暴发病例在发病数小时或数日内死于心力衰竭或心源性休克，也有病人因严重心律失常而猝死。恢复期，病毒性心肌炎患儿中 60% 经数周或 6 个月内治疗即痊愈，不到 40% 数年后痊愈或好转，只有少数孩子（2%~3%）在患病过程中出现心脏扩大等重症症状影响生化，甚至导致死亡。可见，小儿病毒性心肌炎的预后是好的，只有少数遗留后遗症，如早搏和Ⅰ度房室传导阻滞等，而且大多是心肌修复时瘢痕组织引起，预后一般良好。家长不必过于恐惧或担忧，要把精力放在让患儿充分休息、坚持正规治疗、长期随访、防止反复感染与过度劳累、提高免疫能力上。

（潘思林）

152. 患心肌炎后应该随访多久？心肌炎远期追踪重要吗？

心肌炎一般以 6 个月以内为急性期,6 月至 1 年为恢复期,1 年以上为慢性期,急性期不明确的慢性患者与心肌病难区分。患心肌炎后,一般应休息 3 个月。以后如无症状,可逐步恢复活动与正常学习,但仍应注意不要劳累,1 年内不能剧烈运动。慢性期的病毒持续反复感染及未能坚持治疗与休息等,有可能使心肌炎发展成为心肌病。一般建议随访至无症状,心电图、胸片及超声心动图均正常为止。如有症状,或者心电图、胸片及超声心动图均异常,则建议长期追踪,甚至终身随访。

（庞玉生）

153. 小儿心肌炎会迁延不愈吗？痊愈后还要注意哪些方面？

心肌炎的临床结局和预后决定于致病病因、机体的免疫功能状态及药物治疗的效果。绝大多数心肌炎病情轻,临床治疗效果好,不会留下后遗症;但也有极少数心肌炎患儿治疗效果差,病情迁延不愈,转变为迁延性心肌炎或慢性心肌炎,极少数甚至发展为扩张型心肌病。

心肌炎痊愈后应注意以下几点:避免过劳、缺氧、营养不良等,否则可使机体抵抗力下降,病毒细菌等病原体易于侵入;避免呼吸道及消化道感染,尽可能减少心肌炎复发的诱因;心肌炎痊愈后仍应在一段时间内限制剧烈运动,不额外增加心脏负担。

（庹虎）

154. 心肌炎治愈后，多久可以打预防针？

心肌炎的临床分期比较难定，急性期应卧床休息，至热退后 3~4 周基本恢复正常时逐渐增加活动量，恢复期继续限制活动量，一般总休息时间不少于 3~6 个月。由专业的儿科医师进行相关检查后确定心肌炎治愈，即①临床症状消失；②无任何并发症，如心力衰竭、心律失常等；③心电图及心肌酶学恢复正常；④能参加同龄人的正常活动。患儿痊愈后可以进行疫苗接种。

（朱华）

155. 小儿心肌炎痊愈后，恢复正常运动需要多长时间？

小儿心肌炎恢复正常运动的具体时间国内外观点如下：国内学者认为急性期需要卧床休息至症状消失、心电图恢复正常，一般 3~6 个月。对于仅有早搏的轻症患儿，可以适当缩短休息时间。心脏扩大及并发心力衰竭者应卧床休息至少 6 个月，病情好转或者心脏缩小可以在密切观察下逐渐增加活动量，但是不能恢复正常运动。心肌炎临床症状消失、心功能正常、心肌酶谱正常、肌钙蛋白正常、心电图及 X 线正常，轻症者随访 1 年无反复认为临床痊愈，方可恢复正常运动。欧洲相关指南推荐应卧床休息至少 6 个月（从初始发病开始），之后应对上述指标进行重新评估以确定是否可以恢复正常运动。

（熊梅）

156. 小儿心肌炎治愈后会不会再次发病？患过心肌炎，是不是每逢感冒都会复发？

小儿心肌炎如果诊断治疗及时，一般治愈后并不容易复发。但是如果存在诱因如病毒感染或细菌感染,并且机体免疫力低下等,会引起小儿心肌炎复发。感冒会诱发心肌炎,心肌炎是小儿感冒后并发的一大险情。感冒大多源于病毒侵袭,如流感病毒、柯萨奇病毒、埃可病毒、腺病毒、疱疹病毒、腮腺炎病毒等。其中柯萨奇病毒和埃可病毒,对于心肌有特殊的亲和力,在引起呼吸道炎症的同时可损害心肌,降低机体免疫力,导致病毒性心肌炎。但是根据感冒的病种、毒性的不同,小儿自身免疫力和身体状况的不同,感冒后复发心肌炎的机会也就不同,也就是说,得了心肌炎,不是每逢感冒就会复发的。如果小儿因为感冒,出现上呼吸道感染、身体劳累、睡眠不好、情绪不佳并且身体的免疫力低下等,心肌炎是会复发的。所以心肌炎患儿家长应该重视预防小儿感冒,提高小儿自身免疫力。

(黄娅茜)

157. 小儿心肌炎会留下后遗症吗?

小儿心肌炎多数预后良好,经数周、数月甚至数年大部分可以完全或者部分治愈,不留后遗症。少数暴发性心肌炎可以因心源性休克、严重心律紊乱或心力衰竭而死亡;部分病人数年后可能会复发,复发病例需要像初始发病一样治疗;部分病例没有彻底治愈的,最终发展成为亚临床型心肌炎、各种类型心律失常、扩张型心肌病甚至猝死。在随访过程中,要定期检测心肌酶谱和左、右心功能,出现心肌酶谱上升或者心功能下降,需要再次入院进一步治疗,以防发生心肌炎后遗症。

(熊梅)

158. 小儿心肌炎恢复期需要休息多长时间?

有学者认为,心肌炎患儿急性期需卧床休息,并限制活动,一般

6个月内不参加体育活动,有心功能不全者绝对卧床休息3个月,直至心脏大小及心功能都恢复正常,再根据具体情况逐渐增加活动量。

（庄建新）

159. 心肌炎儿童复诊时有哪些注意事项？

心肌炎治疗有效时临床症状消失,心功能正常,血清心肌酶谱、心肌肌钙蛋白正常,心电图及X线检查正常,轻症者随访1年仍正常者为基本治愈,重症者病情可迁延数年。正因为心肌炎的病程比较长,需要儿童坚持按时服药、注意休息、劳逸结合,饮食需保证足够的蛋白质、营养丰富、易于消化。如果儿童自制力较差或运动量较大都会影响病情恢复。家长需要带孩子定期复诊,一般出院后1年内门诊定期复诊,复查心电图、超声心动图、心肌酶谱等,以了解疾病的发展情况,及时调整治疗方案,使病情顺利恢复。但出现以下紧急情况需及时返院或到当地医院治疗:①出现气促、面色苍白、呼吸困难、胸闷、胸痛,伴心悸、气短;②出现心律失常、低血压。

（黄娅茜）

160. 重症心肌炎的孩子有生命危险吗？

重症心肌炎也称为暴发性心肌炎,是指由于局灶性或弥漫性心肌间质炎性渗出,心肌纤维水肿、变性、坏死。早期临床表现呈现多样性,可突然出现心力衰竭、心源性休克、严重心律失常、阿斯综合征。重症心肌炎表现为起病急骤（急）,变化迅猛（猛）,病情危重（重）,预后凶险（险）,死亡率高（高）等特点。多以心外症状为首发表现,可出现发热、乏力、咳嗽或腹痛、腹胀、呕吐,亦有头痛、晕厥、惊厥为首发症状者,随后出现烦躁、面色苍白、皮肤发凉、脉搏细弱、心音低钝、奔马律、心律不齐、血压低,晚期出现神志不清、昏迷、面色苍灰、皮肤发绀、脉搏触不到、血压测不出。重症心肌炎如不及时救治,短时间内出现全身多脏器功能明显受损,病死率极高,甚至出现猝死。

(邹润梅　王成)

161. 心肌炎治好了以后还会再得吗?

心肌炎是指因感染或其他原因引起的弥漫性或局限性心肌间质的炎性细胞浸润和心肌纤维坏死或退行性变。主要病原是病毒,对于心肌炎的治疗目前临床尚无特效疗法,因而必须采取早期、综合治疗的方法,防止病情进一步发展影响心脏的功能。大部分心肌炎患者治好后,一般不会复发。要保证有足够的睡眠与休息,避免感冒,否则易复发。反复发作可转变为慢性心肌炎、心肌病、危害终身。

(庞玉生)

162. 心肌炎会转化为心肌病吗?

儿童心肌炎少部分患者为慢性活动性心肌炎,以慢性心功能不全为主要表现,有反复性、发作性、进行性加重的特点,心肌活检早期显示病毒感染活动性改变,提示损伤进行性存在,表现为炎症细胞浸润(1年以上)、心肌肥大及广泛纤维化,免疫治疗通常无效,预后差,可转为终末期扩张型心肌病。一些临床及实验资料表明,约有13%左右的病毒性心肌炎患者后期可发展成为扩张型心肌病,而约有25%~30%的扩张型心肌病患者心肌中可找到肠道病毒基因片段。从病毒性心肌炎向扩张型心肌病的转化是一个复杂的过程,多种因素可能参与其中,而病毒在心肌中的持续复制、细胞介导的自身免疫及心肌细胞凋亡目前被认为是转变的主要原因。

(庞玉生)

163. 心肌炎后要限制运动量多久？

卧床休息可减轻心脏负担，预防心肌内病毒复制加速。因此，确诊心肌炎后一项重要的治疗措施就是休息、限制运动。急性期应绝对卧床休息，防止过度疲劳，待症状消失，心电图恢复正常，方可下床活动。心脏已扩大或出现过心功能不全症状者应延长至半年，合并心力衰竭等重症患儿应休息更长时间，至症状消失，心脏恢复正常大小，恢复期仍适当限制活动。

（武育蓉）

164. 心肌炎患者今后能当运动员吗？

轻症心肌炎患者多数预后良好，经充分休息和积极治疗后，多数可以痊愈。中度者经治疗和休息后也可痊愈。痊愈的患儿随诊无临床表现和辅助检查异常发现者无需限制运动，是有可能成为运动员的。

重症心肌炎预后差，尤其是合并有传导阻滞或者室性心动过速者，或者转变成扩张型心肌病者，需要严密随访和治疗，休息和限制运动是最重要的治疗措施之一，必须限制运动。

（武育蓉）

165. 心肌炎患儿预后如何？

病毒性心肌炎的预后主要取决于心肌病变的轻重，治疗是否及时、适当和有否足够的休息。轻症患者多数预后良好，经充分休息和积极治疗后，多数可以痊愈。中度者经治疗和休息后也可痊愈，少数转为慢性，其中有的只有心电图改变而无临床症状，有的则转变为扩张型心肌病。暴发性心肌炎合并有急性心源性休克者,抢救不及时可很快死亡,如能渡过急性期,经适当治疗后预后良好,大多数病儿心电图及心功能可完全恢复正常。若有心电图改变如房室传导阻滞或室性心动过速者预后差。左室明显增大及收缩功能显著减低者预后较差,常迁延数年,最后发展成扩展型心肌病。

此外,年龄也是心肌炎预后的重要决定因素,新生儿患者预后不佳,能存活者多数无明显后遗症,婴幼儿预后稍好,年长儿预后多数较好。

（武育蓉）

十二、心肌炎的护理问题

166. 心肌炎患儿饮食该如何指导?

（1）注意营养搭配,供给充足能量,进食富含优质蛋白质,如鱼、蛋、肉、奶、猪肝等,富含维生素易消化食物,避免辛辣刺激性食品;

（2）注意食物的色、香、味。以适合患儿胃口增进食欲,并鼓励患儿进食,注意饮食卫生;

（3）对喂养困难的小孩要耐心喂养,少量多餐,防止过饱以免增加心脏负担。

（4）进餐时应避免呛咳。心功能不全者,应根据病情采用限制钠盐饮食;

（5）鼓励患儿多饮水,多吃蔬菜、富含维生素 C 的水果,保持大便通畅,防止便秘。若便秘不要用力排便,必要时给予开塞露,病情允许时可适当活动,培养定时排便的习惯。

（张明霞）

167. 如何避免心肌炎患儿再次感染?

（1）保证足够的休息,强调卧床休息的重要性;

（2）加强营养,注意饮食卫生,增强自身免疫力;

（3）出院后积极预防上呼吸道感染和消化道感染,疾病流行期尽量避免去公共场所,天气变化时及时增减衣服,防止感冒;

（4）建立有秩序的生活制度,劳逸结合,避免疲劳,根据心功能进行适当锻炼,以不出现心悸、气急为宜,勿过度活动。保持心情愉快,避免情绪激动;

（5）根据病情必要,坚持按时、按量服药,定期来医院复查心电图和心肌酶谱的变化。

（张明霞）

168. 住院期间如何满足心肌炎患儿的心理需求？

（1）护理过程中不仅要关注患儿生理状况，还要关注他们的心理需求。不论是孩子还是家长，内心都会惶恐不安，精神紧张，所以要求护理人员要向家属详细介绍该病的转归及治疗手段，让家属了解病情，配合我们完成患儿的治疗；

（2）护士对患儿要关心爱护，态度和蔼，通过抚摸、拥抱使其放松心情，建立良好的护患关系；

（3）根据小儿的接受能力和性格特点，适当讲解有关疾病知识，以减轻孩子焦虑和紧张情绪，消除其神秘感，更好地配合治疗和护理；

（4）尽量满足孩子的合理要求，避免情绪激动；

（5）小儿通常在生病时最依赖的就是家长，那么医护人员应允许家属陪护，以降低患儿内心的恐慌，为治疗带来一个良好的精神状态。

（张明霞）

169. 心肌炎患儿活动耐力差该怎么办？

多数急性心肌炎经过合理治疗后预后良好，经数周、数月甚至数年逐渐痊愈，不遗留后遗症。极少数重症患儿急性期后仍有心脏扩大、心功能减退或心律失常，甚至迁延数年，或过渡到扩张型心肌病，患儿可能表现乏力，活动耐力下降。这类患儿首先要注意休息，根据病情轻重，循序渐进的选择适当程度的活动，心脏扩大的患儿应该严格避免过度的活动。在恢复期，可适当口服改善心肌能量代谢药物，如辅酶 Q10、1,6- 二磷酸果糖、左卡尼丁和维生素 C 等。此外，要根据不同的并发症在医生的指导下对症治疗，如口服抗心律失常药物、强心药物，利尿剂和扩血管药物等。

（于宪一）

170. 心肌炎患儿出院后如何定期复诊？

患儿出院并不意味着心肌炎痊愈，仍需要一段时间恢复，所以要定期门诊复查，如何定期复查需要根据病情来定。轻型病例，出院时无症状，心肌标志物、心电图和超声心动图都正常者，出院后注意休息，遵医嘱口服改善心肌代谢类药物，1 个月后复查。复查时，医生通过相关的检查，对病情恢复情况进行评估，确定下次复查的期限。最好每 3 个月复查一次，期限一年。伴有心律失常的患儿，因院外口服抗心律失常药物，需要定期复查心电图，一般 1~2 周门诊复诊，以便调整药物的剂量。重症患儿伴有心力衰竭、心脏扩大者，出院后要按照医生的要求严格遵守复查时间，以便医生及时了解病情，调整治疗方案。医生会根据病情恢复情况，逐渐延长复诊时间，复查可能需要数年，始终未恢复正常的患儿，要终生复查。复查内容包括了解患儿出院后情况及体格检查，根据需要选择测定心肌标志物、心电图、动态心电图和心脏超声等。长期口服药物的患儿还要查肝肾功能、甲状腺功能等，便于早期发现药物的副作用。病情已经稳定，心脏各项检查正常的患儿，再次出现心前区不适、心悸、乏力等症状要随时门诊就诊。

（于宪一）

171. 使用洋地黄药物护士应注意什么？

洋地黄类药物用于各种原因引起的充血性心力衰竭和某些心律失常的治疗。由于洋地黄的治疗量与中毒量非常接近，所以应用过程要十分注意。首先要了解洋地黄的用法，根据患儿体重核实医嘱，其次要熟知洋地黄中毒的表现及处理的办法，发现异常情况及时向医生报告。

洋地黄中毒的表现包括：①消化道症状：食欲缺乏，恶心、呕吐，腹泻等;②心律失常:心动过速或过缓,期前收缩、房室传导阻滞。心室纤颤和心室静止是最严重的心律失常,可直接危及生命;③神经及精神方面:烦躁哭闹或嗜睡,头痛、惊厥、昏迷等;④眼部症状:视物模糊、畏光、色觉紊乱,常见者为黄视和绿视。

处理方法:①立即停药,同时停用排钾性利尿剂;②监测心电图,测定地高辛血药浓度、血钾浓度;③轻度中毒,血钾正常,停药12~24h后中毒症状可消失;④出现少量期前收缩时,可口服10%氯化钾液;⑤中毒较重,出现频发的期前收缩时,静脉滴注0.3%氯化钾;⑥重度房室传导阻滞、窦性心动过缓、窦房阻滞、窦性停搏,静脉给予阿托品或异丙肾上腺素;⑦出现急性快速型室性心律失常,如频繁室性期前收缩、室性心动过速、心室扑动及心室纤颤等给予利多卡因静脉推注。

为了避免洋地黄中毒要做到:①在医生指导下应用;②用药前需要了解患者在近2~3周内用药情况;③用药前做心电图,便于对照;④注意纠正电解质紊乱;⑤应用洋地黄时,禁忌与钙注射剂合用。血清地高辛浓度测定有益于用量充足的判断和中毒的判断,但最终的结果仍需结合临床。

（于宪一）

172. 对于心肌炎患儿,护士如何做好病情观察?

心肌炎患儿的病情观察直接关系到能否迅速做出正确的诊断与紧急处理,如果能及早发现、分析与处理关键性的变化,则可减少或避免病情加重,改善患者预后。

（1）临床上有些心肌炎多以发热、乏力、咳嗽或腹痛、呕吐、腹泻等心外表现为首发症状,对此类病人要重视常规心电图和心肌酶学检查;

（2）严密注意患儿的心率、血压、呼吸、面色和意识改变等症状以及早发现心功能不全,测量心率,每隔4小时测1次,对有心律不

齐者应作心电监测,随时记录心电图变化;

（3）观察有无心率增加、呼吸困难、端坐呼吸、吐泡沫样痰、水肿、肝大等心力衰竭的表现,重视患儿主诉,如出现上述表现,立即置患儿于半坐卧位,给予吸氧,及时与医生联系,遵医嘱给予镇静、强心等处理;

（4）应用洋地黄制剂时要密切观察患儿有无恶心、呕吐、黄绿视、心律失常等表现,监测血药浓度,防止洋地黄中毒;

（5）西地兰静推速度宜慢,推注过程中观察患者面色、呼吸等情况,用药后观察治疗效果。用利尿剂后应观察尿量并记录,做好会阴部皮肤护理。

（张明霞）

173. 小儿心肌炎安装起搏器的护理？

（1）加强起搏器管理,密切观察起搏器功能状态。妥善固定起搏器,密切观察导管固定情况;

（2）指导家属帮助固定术侧肢体,告知家长并嘱患儿限制右腿活动,避免右腿弯曲,避免上肢过度伸展和过度翻身,取平卧或略向左侧卧位,禁右侧卧位,以防止导管脱落;

（3）注意伤口渗血情况及足背动脉搏动情况,导管穿刺处要保持清洁、干燥,每日更换敷料,防止感染。

（4）加强基础护理。做好皮肤护理:因患儿采取强迫制动体位,长时间卧床,会引起皮肤压伤,采取在患儿左、右侧肩背、腰骶部轮换垫软枕被动改变患儿体位,减轻肌肉疲劳,避免皮肤受压。将右侧小腿或伸直或内收平放于床上,左下肢适度活动,避免动作过猛、幅度过大。每天以温热毛巾擦拭肩背、四肢。手足用热水浸泡,按摩皮肤和肌肉,促进血液循环,增强皮肤抵抗力。

（万俊华）

174. 突发性重症心肌炎患儿易出现的并发症是什么？如何护理？

主要并发症有心力衰竭、心源性休克、恶性心律失常、阿斯综合征，以及猝死等。

急救护理：急性重症心肌炎发病急，心肌损害重，进展快，病情凶险，存在严重的并发症，入院后立即安置在重症病房，护士迅速评估患者的危重程度，迅速采取相应的急救措施，给予绝对卧床休息，持续高流量吸氧，严密心电、血压、血氧饱和度监测，建立静脉留置通路，维持有效循环，备好各种抢救药品与器械，设专人守护，密切观察病情变化。

并发症的护理：①心律失常的护理：心律失常是急性重症心肌炎严重的并发症之一，应严密进行监测，注意心率、心律的变化，做好抢救药物及设备（如除颤仪、简易呼吸器、临时起搏器等）准备，一旦出现严重的心律失常，立即报告医生，并采取紧急措施；②心力衰竭的护理：急性重症心肌炎伴心力衰竭患者，立即协助取半卧位或坐位，必要时两腿下垂，给予高流量吸氧，保持呼吸道通畅，严密观察呼吸、血压、心率、血氧饱和度、意识、尿量等变化，注意有无呼吸困难、咳嗽、颈静脉怒张、水肿、肺部湿啰音等表现，必要时使用无创呼吸机；③心源性休克的护理：伴有休克时，取中凹卧位，注意保暖，持续吸氧，建立静脉留置通路，正确使用微量泵，根据血压变化调整药物的剂量及速度，严密观察患者有无烦躁不安、面色苍白、大汗淋漓、四肢厥冷、脉搏细弱、呼吸急促等表现，注意患者的神志、血压、心率及心律、尿量、皮肤等变化，准确记录出入量，发现异常情况，立即通知医生处理。

（万俊华）

175. 宝宝得了心肌炎家长护理需要注意什么?

儿童病毒性心肌炎经过及时正规治疗,绝大多数都能完全恢复,所以如果您的宝宝得了心肌炎,不必太担心,不要忧心忡忡,但也不能疏忽大意,应注意以下几点:

(1) 合理安排作息时间,注意休息,保证足够的睡眠时间。休息可降低心肌耗氧量、减轻心脏负担,促进心肌功能尽快恢复。心肌炎患儿急性期需卧床休息并限制活动,一般 6 个月内不参加体育活动,有心功能不全者绝对卧床休息 3 个月,直至心脏大小及心功能都恢复正常,再根据具体情况逐渐增加活动量。

(2) 加强营养,给予清淡、容易消化而富含蛋白质的食物(如瘦肉、牛奶、豆浆、鸡蛋、鱼等食物),多吃维生素 C 含量高的新鲜蔬菜和水果(如桔子、番茄等),避免冰冷、油腻和辛辣的刺激性食物,少食多餐,防止暴饮暴食,以免增加心脏负担,保持大便通畅。

(3) 密切观察宝宝病情变化,注意宝宝面色、呼吸和脉搏,如果出现烦躁不安、多汗、面色苍白、气促、脉搏增快等,很可能发生了心力衰竭,要及时去医院就诊。

(4) 保持居室环境安静、空气新鲜,注意通风,防止对流风,避免感冒,最好不要送孩子去幼儿园或学校,尽量不要去商场、超市等人群拥挤、空气污浊的公共场所,避免同患病者接触,注意季节及气候变化,注意给宝宝保暖,及时增减衣物,防止因受凉或保暖过度感染其他疾病。

(5) 按医嘱服药,不要自行停药,也不要擅自加量,要坚持治疗,以免病情反复。

(6) 患病期间停止接种疫苗,以免出现发热、过敏等意外情况,加重病情。

(7) 宝宝出院后应遵医嘱定期复查,根据病情制定下一步治疗方案。

(庄建新)

176. 患了心肌炎后,饮食应该注意什么?

急性期不宜大补。一般病毒性心肌炎急性期患者,宜采用低钠、低热能饮食,且宜清淡、平衡。因热能过高会增加心脏负担,反之低热能膳食能减低心脏负担。同时需注意少食多餐,避免过饱,加重心脏负担。一些患者及亲属在急性期常给予大补,则可能适得其反。应给予容易消化且富含维生素和优质蛋白质的食物,如瘦肉、鸡蛋、鱼、大豆以及柑橘、番茄等。富有营养的食物能改善机体包括心肌细胞的营养供给,以保护和维持心脏功能,促进患者早日康复。若同时注意钠、钾平衡,适当增加镁的摄入,能防止或减轻并发症,尤其是阻止心律失常和心力衰竭的发生和发展。

关于恢复期饮食,病毒性心肌炎恢复期的饮食与常人相同,为平衡膳食,但应避免应用强烈刺激性的食物如葱蒜、辣椒等,油炸饮食及其他不易消化的食品也应少用或不用。烹调应多样化,注意色、香、味,以增进食欲。每日进餐 3 次,无心功能不全者可不必限盐。

(朱华)

177. 家长如何心理安抚心肌炎儿童?

心肌炎是小儿常见的心血管疾病之一,疾病的迁延不愈容易引起各种心理问题。躯体的痛苦使孩子容易感到惊恐、烦躁、焦虑甚至生不如死的感觉,从而使男孩变得富有攻击性,不易与其他孩子交往;女孩变得抑郁、孤独、沮丧,与老师不能很好合作,易违反纪律。长期患病,吃药打针,无法上学或参加体育活动,经常缺课影响学习成绩等使孩子缺乏信心,产生自卑感。而心情的好坏,情绪的波动,是影响疾病康复的一个关键因素。所以,家长应该从以下几方面进行安抚患儿:

(1) 根据小儿的接受能力及性格特点,适当讲解有关疾病知识,以减轻孩子的焦虑和紧张情绪,消除其神秘感,更好地配合治疗和护理。

（2）尽量满足孩子的合理需求,避免情绪激动。

（3）为患儿创造和谐、轻松、愉快的家庭氛围,让孩子在轻松的环境中生活、成长。

（4）在不影响疾病的情况下,支持孩子做一些自己感兴趣的事。

（朱华）

178. 患心肌炎的孩子为什么情绪变化大？

心肌炎患儿在承受着躯体痛苦的同时,也经受着心理的恐惧和无助,患病儿童多发生心理行为异常,而且随着病程的延长,心理行为异常检出率有逐步增高的趋势。因此要重视心理行为的护理。躯体的痛苦使患儿容易感到恐惧、烦躁、焦虑,从而使男孩变得叛逆,常有攻击性行为,不易与其他孩子交往,逐渐变得抑郁;女孩的抑郁情绪更重,性格变得孤僻、沮丧,不能与任何人好好相处,容易做违反纪律的事件。部分患儿长期患病,造成孩子的学习成绩下降,不愿与其他儿童交往,产生自卑感,性格更加古怪,部分家长也容易变得不理智,过于保护孩子,或者厌恶孩子,导致孩子的心理行为异常变得更加严重。男孩可表现为很强的攻击行为、叛逆心理,女孩可表现为抑郁、孤僻、违纪,和父母闹情绪。

（万俊华）

179. 宝宝得了心肌炎咋办？

宝宝得了心肌炎,家长自己首先必须对该病有一个正确的认识:心肌炎大多数是可以治愈的,极少留有后遗症,发展为心肌病的更少;同时也要认识到心肌炎的治疗可能不像感冒发热短时间就能解决,可能需要一个比较长的时间和比较多的精力进行治疗和随诊。一般需做到以下几点:正规的诊断与治疗,急性期卧床休息和遵医嘱限制活动,精心护理以防感冒和腹泻,注意均衡而有营养的饮食,定期准时随诊,对孩子耐心细致的心理疏导。

（万俊华）

180. 得了心肌炎,家长应注意什么?

孩子得了心肌炎,家长首先自己不要过于紧张,要认识到大多数心肌炎治疗效果非常好,不会留下后遗症,有理想的临床转归,同时对孩子的护理至少要做到以下几点:

（1）防治感染:尤其注意预防呼吸道和肠道的感染,均衡营养,避免过度劳累,减少不必要的外出,注意保暖,以及饮食卫生等。

（2）适当休息:对于急性期患儿应注意卧床休息,减少过多的活动,直至症状消失。

（3）饮食调理:宜高蛋白、高维生素的饮食,多食瓜果蔬菜,忌暴饮暴食、辛辣刺激和煎炸熏烤的食物等。

（4）有症状者注意及时治疗,并坚持定期随诊。

（5）心理疏导:让患儿正确认识心肌炎,消除其恐惧感及焦虑紧张情绪。特别是在卧床休息、限制活动的时候一定要告知孩子是病情需要,是暂时的,以免孩子有心理压力。

（万俊华）